人と食と自然シリーズ 2

サプリメントを考える

京都健康フォーラム
監修

今西 二郎
編著

伊藤 壽記・糸川 嘉則
蒲原 聖可・内藤 裕二
共著（五十音順）

建帛社
KENPAKUSHA

本書は,「公益財団法人 ひと・健康・未来研究財団」の助成により出版されています。

「人と食と自然」シリーズ刊行にあたって

　「京都健康フォーラム」世話人会では，2000年より毎年1回市民公開講座を開催し，その成果をシリーズとして刊行してきた。フォーラムはアカデミズムと社会人との対話の場であり，テーマとしてすべての人々に関心の高い"食"の問題を"健康"との関連でとらえてきた。その成果はすでに，食と健康シリーズ全3巻（昭和堂，2003～2005年），五感シリーズ全5巻（オフィスエム，2007～2009年）として発刊済みである。

　今回新たに発刊される本シリーズは，2009年より発足したフォーラム「人と食と自然」に対応するものであり，テーマとして，①食と免疫，②サプリメント，③食品脂肪，④食と薬の接点，⑤食習慣とこころ等をとりあげる。食は第一義的には身体の構成成分として，また新陳代謝や運動に必須のエネルギー源として重要であり，その微量成分は体内環境の恒常性維持に役立っている。しかし体内からみれば食物は自然から取り入れられる異物であるので，その恩恵の裏には必ずリスクが伴う。私どもは，食の功罪は二者択一の問題ではなく，自然界の食物連鎖の中で生きる人間の心身相関の多様な遺伝システムの立場から評価されるべきものと考える。本シリーズは以上の観点から企画されたものである。

　2012年1月

　　　　　　　　　　京都健康フォーラム世話人会代表　山　岸　秀　夫

京都健康フォーラム世話人会

代　表	山岸秀夫	京都大学名誉教授（免疫学，分子遺伝学）
世話人	内海博司	京都大学名誉教授（放射線生物学）
	吉川正明	京都大学名誉教授（食品機能科学）
	今西二郎	京都府立医科大学名誉教授（微生物学，統合医療学）
	河田照雄	京都大学大学院教授（食品健康科学）
	大東　肇	京都大学名誉教授（食品科学）
	中井吉英	関西医科大学名誉教授（心身医学，疼痛学）

はしがき

　本書『人と食と自然シリーズ2　サプリメントを考える』は，サプリメントの考え方や，サプリメントとの接し方を理解していただくことを目的に編集されたものである。

　多くの方が，サプリメントを摂取しているにもかかわらず，自分の摂取しているサプリメントの有効性や安全性について，どれだけ深く理解しているだろうか。医薬品なら，医師まかせ，薬剤師まかせであっても，かまわないことも多い。しかし，サプリメントとなると，自分で選択し，摂取することになり，まさに自己責任になる。それだけに，サプリメントのことを正確に知っておく必要がある。

　本書では，サプリメントとは何か，特定保健用食品と栄養機能食品，サプリメントの正しい選び方，サプリメントの免疫調整機能を中心とした食の三次機能，サプリメントと薬の相互作用，サプリメントによる生活習慣病の予防の可能性，サプリメントの科学的根拠とは何か，また，科学的根拠を得るためにはどのようにすればよいかについて，それぞれの専門家が，説明している。また，サプリメントの研究開発の課題と展望についても，現場に接している専門家が，わかりやすく解説している。

　本書は，サプリメントの基本的な考え方を述べたもので，個々のサプリメントについては，ほとんど触れていない。個々のサプリメントについて解説することは，本書の目的でもないし，この類の解説書は，すでに多く発刊されているからである。

　サプリメント摂取の原則は，安全性と有効性を確保することである。なかでも，安全性は極めて重要である。なぜなら，サプリメントの多くは，まだ病気になっていない者が，予防のために長期間摂取するからである。この点が，医薬品と大きく異なるところである。すこし大げさに言うと，サプリメントは有効性より安全性を，医薬

品は安全性よりも有効性を重視するのである。

　しかし，多くのサプリメントが，法的には食品に分類されるとはいうものの，やはり食品とは異なるのである。このような点も，本書で理解していただければ，所期の目的を達成したことになる。

　サプリメントは身近であるが，意外にわかりにくい存在でもある。本書を通じて，サプリメントが身近で，わかりやすいものになってくれれば，ありがたい。

　　2012年6月

　　　　　　　　　　　　　　　　　　　　編者　今西二郎

目　次

- ●「人と食と自然」シリーズ刊行にあたって ……………………… *i*
- ●はしがき……………………………………………………………… *iii*

序章　現代社会とサプリメント

1. サプリメント（健康食品）産業の拡大 ………………………… *1*
2. 現代社会とサプリメント ………………………………………… *3*
3. サプリメントの利用状況 ………………………………………… *4*
4. 食育の必要性 ……………………………………………………… *5*
5. 現代社会におけるサプリメントの位置付け …………………… *6*

第1章　サプリメントとは何か

1. 食品の機能とサプリメント ……………………………………… *7*
2. サプリメントの位置付け ………………………………………… *9*
3. 特定保健用食品 …………………………………………………… *13*
4. 栄養機能食品 ……………………………………………………… *20*
5. サプリメントの科学的根拠 ……………………………………… *24*
6. サプリメントのデータベース …………………………………… *29*
7. 自分に合うサプリメントを選ぶ ………………………………… *31*

第2章　補完代替医療および食の三次機能としてのサプリメント
　　　　　―サプリメントの免疫調節機能を中心として

1. はじめに …………………………………………………………… *35*
2. 補完代替医療とは ………………………………………………… *36*
3. アメリカならびにわが国における CAM の現況 ……………… *38*
4. CAM に要求されるエビデンス ………………………………… *40*

5．食とCAM……………………………………………………………………*41*
　6．おわりに……………………………………………………………………*57*

第3章　サプリメントと薬の相互作用

　1．薬物動態……………………………………………………………………*59*
　2．薬の作用のしくみ…………………………………………………………*65*
　3．薬同士あるいは薬と食品やサプリメントとの相互作用………………*68*

第4章　メタボ時代におけるサプリメントの使い方とその科学的根拠

　1．はじめに……………………………………………………………………*75*
　2．NASHと酸化ストレス……………………………………………………*76*
　3．NAFLD/NASH予防の科学的評価に向けて……………………………*78*
　4．大腸がん予防………………………………………………………………*82*
　5．カロリー制限とメタボリックシンドローム……………………………*83*
　6．メタボリックシンドロームと食品因子，サプリメント………………*84*
　7．おわりに……………………………………………………………………*86*

第5章　サプリメントの科学的根拠 ──アルカリイオン水の検証を例として

　1．科学的根拠について………………………………………………………*89*
　2．科学的根拠が欠如していると考えられるサプリメント………………*90*
　3．科学的根拠が証明された例（飲用アルカリ性電解水）………………*91*

第6章　サプリメントの研究開発における課題と展望

1. サプリメント研究開発の現状と課題 …………………………… *99*
2. サプリメントの適正使用における情報提供の課題 ………… *107*
3. サプリメント研究開発における今後の展望 ………………… *117*
4. おわりに ………………………………………………………… *123*

- ●索引 ……………………………………………………………… *127*

──序 章──
現代社会とサプリメント

今 西 二 郎*

1．サプリメント（健康食品）産業の拡大

　サプリメントについては，今や多くの一般市民が関心を持ち，実際に利用し，市場規模も大きくなってきている。サプリメント（健康食品）産業は，今や特定保健用食品を除いても，2002年以降，1兆円を超えており，これからもまだまだ伸び続けていくものと予想されている（図序-1）。

　サプリメントのなかの特定保健用食品だけをみると，図序-2に示すように，これも年ごとに飛躍的に伸びてきており，今や7,000億円規模と推定されている。したがって，これらを合わせると，サプリメント（健康食品）産業は数年後には2兆円規模に達するだろうと考えられている。

　また，総務省の家計調査によれば，いわゆる健康食品"健康保持用摂取品"については，1世帯当たり年間約15,000円を費やしているという報告をしている。ここで言う健康食品は，本書で述べる健康食品とは少し異なり，「栄養成分の補給など保健，健康増進のために用いる食品で，錠剤，カプセル，顆粒状，粉末状，粒状，液（エキス）状など通常の医薬品に類似する形態」を取ったものを指している。このことから，本書で言うようなサプリメントに費やす額は，これの数倍にのぼるものと予想できる。

＊　明治国際医療大学附属統合医療センター

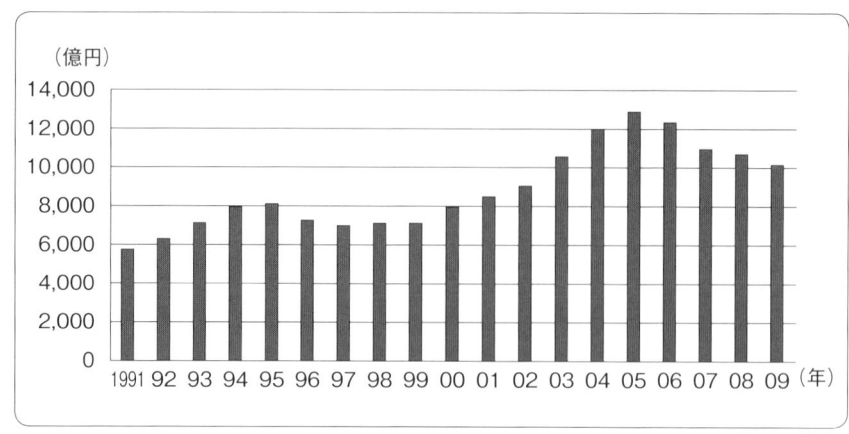

図序-1　健康食品の市場規模
データ：すこやか Life. ニューマガジン社に基づいて作成

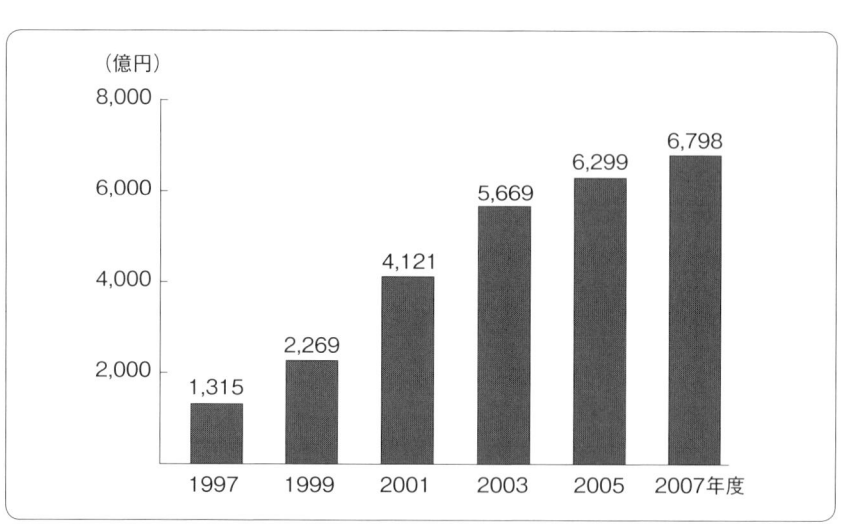

図序-2　特定保健用食品の市場規模[1]
日本健康・栄養食品協会より

このように，サプリメントにまつわる産業の増大とそれを裏打ちする消費の拡大が，今後も続いていくことが見込まれる。

さらに，サプリメントの種類が多様化していることも，これらの一因になっている。このことについては，後述したい。

2．現代社会とサプリメント

現代社会は，食材の種類，調理法，食事の様式などが多様化し，さらにそれにつれて，栄養上のいろいろな問題を引き起こしている。また，高齢化，少子化などの問題も，サプリメント産業に大きな影響を与えている。

さらには，現代社会特有の生活様式の変化も，サプリメント産業の増大に寄与しているものと考えられる。すなわち，現代社会では過剰な，あるいは偏った栄養摂取といった特徴がある。これには，単身生活者の増加や，家族で一緒に食事をすることが少なくなったことによる孤食の問題がある。孤食は偏食を招き，栄養不足を起こす要因になりがちである。特に，孤食によるビタミン欠乏などが指摘されている。しかし一方では，グルメ嗜好などで過剰な栄養摂取も起こりがちで，メタボリックシンドローム，肥満，脂肪肝など，いわゆる生活習慣病やその前段階の状態をもたらすのである。

また，高齢社会もサプリメント摂取に拍車をかけている。加齢に伴う骨粗鬆症，関節症などの運動器疾患，加齢黄斑変性症，前立腺肥大，歯周病など多くの疾患がサプリメント摂取に向かわせていると言えよう。

さらに，現代社会では避けられないストレスの問題もある。ストレスにより引き起こされるさまざまな疾患もまた，サプリメントの摂取を促進している。さらに，現代社会の急速な発展に伴い，食事時間の短縮も一般化してきている。また，24時間営業のコンビニエンスストアやスーパーマーケット，その他の多くの産業における24時間稼働も増加してきており，それらに伴うシフトワークが，どうしても変則的な食事時間を強いることになる。このようなことも，サプリメントの登場する場面を増やしていると言えよう。

3. サプリメントの利用状況

サプリメントが多くの一般市民に利用されていることは，容易に想像できるが，実際にどの程度利用されているのであろうか。

著者らは，一般市民の補完代替医療の取り組み状況をみることを目的に，京都市内の住民に対して，アンケート調査を行った。対象となったのは472名であり，自己記入式アンケートにより行った。全般の補完代替医療の実施状況については，472人中290名，すなわち61％が利用していることがわかった。各補完代替医療のうち，サプリメントの利用は約40％であることがわかった。ちなみに，その他の補完代替医療では，マッサージや漢方，鍼などがあったが，それらはいずれも平均して40〜50％ぐらいであり，ほぼサプリメントと並んでいた。

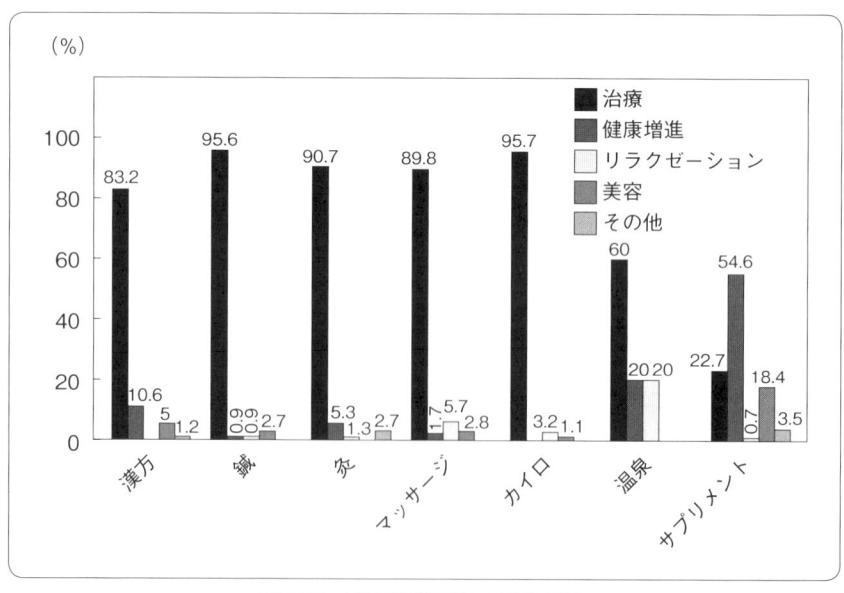

図序-3　補完代替医療の受療目的

また，サプリメントを摂る目的は，治療目的が20％程度であるのに対して，健康増進目的として摂っているものが55％くらいあった。また，美容を目的としているもの，すなわちダイエットサプリメントを摂取しているものが，20％くらいあった。他の補完代替医療はほとんどが治療目的であり，サプリメントの摂取目的はこれらと異なることがわかった（図序-3）。このように，サプリメントは半数近くの人が摂取しており，しかも，健康増進や美容を目的としているということから，サプリメントの正しい摂取の仕方を普及していくことが重要であることがわかった。

4．食育の必要性

　食事に伴う不健康な状態の是正のために，正しい食事の摂り方が重要になってくる。家庭や学校で，健康的で文化的な食事の摂り方を教育する必要が叫ばれている所以である。

　このようなことから，最近，食育という言葉が使われるようになってきた。
　内閣府によれば，食育とは，「生きるうえでの基本であって，知育・徳育及び体育の基礎となるものであり，さまざまな経験を通じて"食"に関する知識と"食"を選択する力を習得し，健全な食生活を実践することができる人間を育てること」としている。そして，①"食"を大切にする心の欠如，②栄養バランスの偏った食事や不規則な食事の増加，③肥満や生活習慣病（がん，糖尿病など）の増加，④過度の痩身志向，⑤"食"の安全上の問題の発生，⑥"食"の海外への依存，⑦伝統ある食文化の喪失，などの問題があるとしている。

　このように食育が重要な課題となっているとはいえ，現実にはまだ始まったばかりであり，十分浸透しているとは言えない。食育が広く行われ，成果が上がれば，サプリメントの持っている栄養を補うという一部の役割は，必要なくなると期待できる。

5．現代社会におけるサプリメントの位置付け

　以上のように，現代社会では実にさまざまな問題を抱えており，これらがサプリメント産業を増大させているのである。サプリメント産業が急速に伸びてきている以上，経済に与える影響は極めて大きいと言えよう。しかし，このことについては本書の意図するところではないので，これ以上は触れない。

　サプリメントは，後の章で述べるように，さまざまな機能を持っている。すなわち，健康の維持・増進，疾患の予防や補完的な治療効果などが期待される。しかし，医薬品に比べて効果が弱く，科学的検証のなされていないものも多い。それにもかかわらず，市民の多くはサプリメントに過大な期待をしているのも事実である。このことは，一般市民にサプリメントの正しい情報を伝えることがいかに重要かを示唆するものである。

　以下の章では，これらの期待に応えるよう記述していくつもりである。

文　献

1) 健康食品に係る制度と市場動向―移り行く健康食品業界を概観する．新規産業レポート，大和総研，2010/冬．

第1章
サプリメントとは何か

今 西 二 郎＊

1．食品の機能とサプリメント

　日常，われわれは食品を手に取り，食べ，味わったりしているわけであるが，食品には，さまざまな役割があると考えられる。すなわち，食品はわれわれの生命を保つのに必要なものであり，成長・発育していくのに不可欠である。このためには，食品により栄養を補給し，代謝をうまく司ることが必要なのである。すなわち，食品は健康の維持・増進という基本的な役割を担っているのである。

　また，食品は現代生活において，単に健康の維持・増進，成長・発育に必要なだけでなく，食べる楽しみもある。食べることは文化にもつながり，現代生活を送るうえで重要な要素にもなっている。さらに食品には，農林水産業，食品加工，保管・流通，販売，外食産業など，直接食品に関する産業から，家電，サービス産業，観光産業，出版・印刷，メディアなどほとんどすべての産業がかかわっており，食品に関する経済的な影響ははかりしれない。

　このようなことから，食品は単に健康分野だけでなく，社会全般にわたってのいろいろな問題を抱えていることになる。

　一般に食品には，一次機能，二次機能，三次機能の３つの機能があると言わ

＊　明治国際医療大学附属統合医療センター

れている。このうち一次機能は栄養機能であり，生命の維持・成長・生殖に必要な栄養素を供給する役割である。この機能のおかげで，われわれは，生命を維持することができているのである。すなわち，一次機能は，最も根源的な機能と言える。

二次機能は味覚，嗅覚，触覚，聴覚などの感覚応答機能である。すなわち，食べ物がおいしく感じられる，あるいはおいしく食べられるためには，味（味覚），香り（嗅覚），見た目（視覚），食べるときの音（聴覚：パリパリ感など）が，さまざまに複合され，食欲をそそるのである。また，触覚も食品には極めて重要な要素となる。すなわち，舌触りは食品のおいしさを決める大きな要因になっている。このような二次機能が元になって，食欲をそそるだけでなく食品文化というものが形成されてくるのである。

三次機能は生体調節機能であり，薬理学的作用により疾病の予防・治療，回復，生理機能調節などを行う。このような三次機能は，後ほど述べる"医食同源"にも通ずるのである。すなわち，さまざまな食材は，食品としてだけではなく，薬としての機能も持っているのである。

古代中国では，薬を上薬，中薬，下薬の3つに分類している。上薬は養命を目的としており，身を軽やかに元気を増し，老いずに歳を延ばす薬である。毒性はなく，長期間服用しても副作用はほとんど出てこないとされている。上薬には人参，柴胡，朮，桂皮，甘草，大棗，地黄，酸棗仁，茵蔯蒿，麦門冬，茯苓，沢瀉，薏苡仁，阿膠，麻子仁，細辛，遠志，竜骨，牡蠣，芒硝などの生薬が含まれており，そのうちのいくつかは，食品として用いられている。

中薬は養生を目的としており，病を防ぎ，元気なくやせているのを補うのに用いるものとされている。毒性はないか，あっても少なく，長期間服用には多少の注意がいる。中薬には当帰，黄耆，呉茱萸，黄連，芍薬，川芎，麻黄，葛根，厚朴，猪苓，枳実，乾姜，五味子，山梔子，黄柏，荊芥，桑白皮，知母などの生薬が含まれている。このなかには，後述するハーブ系のサプリメントがある。

下薬は治病を目的としており，悪寒発熱をきたす病邪を除き，腹中の腫瘤を

破り，疾を治すものとされている。多くは毒性があり長期間服用は不可である。下薬には大黄(ダイオウ)，蜀椒(ショクショウ)(山椒(サンショウ))，巴豆(ハズ)，附子(ブシ)，烏頭(ウズ)，半夏(ハンゲ)，牡丹皮(ボタンピ)，防已(ボウイ)，連翹(レンギョウ)，桃仁(トウニン)，桔梗(キキョウ)などの生薬が含まれている。これらのなかにも，ハーブ系のサプリメントがある。

このように，上薬はまさに"医食同源"と呼ぶにふさわしく，理想的な薬ともみなされてきたのである。

以上のように，食品には一次機能，二次機能，三次機能という3つの機能があり，サプリメントはこのうち，一次機能と三次機能を利用したものであると言える。

2．サプリメントの位置付け

いわゆるサプリメントの定義はあいまいである。サプリメントはいわゆる"健康食品"と呼ばれているものと同じで，栄養補助食品と言われることもある。アメリカでは"dietary supplement"と称されている。また，機能性食品と呼ばれるものも，ほぼこれらと同じと考えてよいだろう。機能性食品と言った場合，食品の持つ，特に三次機能を意識して名付けられたのであろうと推測される。

サプリメントは通常の食品の形状を取っているものもあるし，粉末状，顆粒状，錠剤，カプセル状など，一見，医薬品と区別のつかない形状を取っているものなどさまざまである。すなわち，飲料やお菓子，その他の食品の形状をしており，健康食品と気付かないものも多くある。

しかし，サプリメントがどのような形状をしていようとも，法律上の位置付けは同じである。ここで，いわゆるサプリメントの法的位置付けについて述べておきたい（図1-1）[1)]。広い意味のサプリメントは，

① 「薬事法によって規定されている医薬品」である生薬やハーブ
② 特別用途食品と呼ばれる一連の食品群。このなかには，健康増進法によって規定されている特定保健用食品と栄養機能食品が含まれている
③ 食品として取り扱われ，食品衛生法により規制されるその他のサプリメ

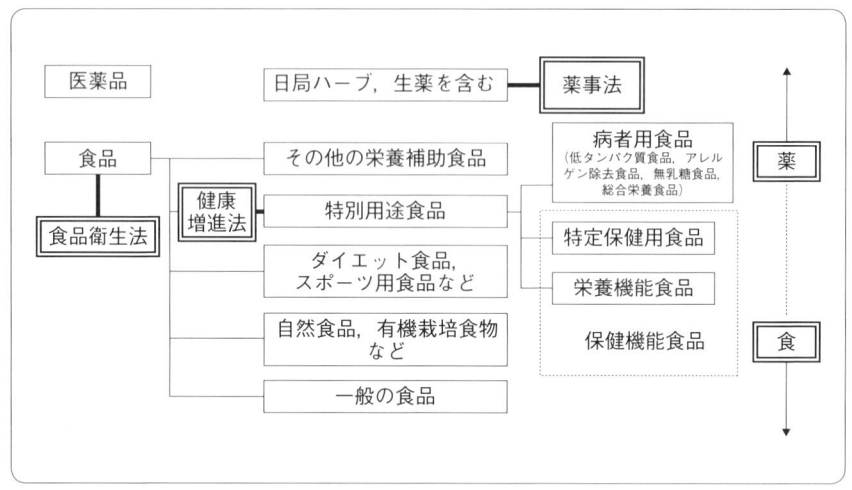

図1-1　いわゆるサプリメントの法的位置付け

　ント

の3つに分けることができる。

(1) 医薬品としてのハーブ，生薬

　医薬品として扱われているハーブ，生薬類で，サプリメントとしても市販されているものの例を表1-1にあげておく。このうち明らかな生薬もあるが，なかには食品として用いられるものも多くある。後者については，あくまでも医薬品としての効能・効果を表示し，形状および用法や用量が医薬品的である場合には，医薬品としてみなされるのである。

(2) 特別用途食品

　特別用途食品とは，乳児，妊産婦，授乳婦，病者など，医学・栄養学的な配慮が必要な対象者の発育や健康の保持・回復に適するという，特別の用途の表示が許可された食品を指す。特別用途食品の表示をするためには，健康増進法第26条に基づく内閣総理大臣の許可が必要である。許可基準があるものにつ

表1-1 薬事法で規定されているハーブ，生薬類の主なもの（順不同）

アロエ	乳酸菌	アセロラ
ウコン	メリッサ	カキ肉
オトギリ草	ビフィズス菌	玄米胚芽，玄米胚芽油
オタネニンジン（高麗人参）	卵黄レシチン	小麦胚芽，小麦胚芽油
カキヨウ（柿葉）	ローヤルゼリー	スピルリナ
ガジュツ	イチョウ葉	ヒソップ
カノコ草	キダチアロエ	ラカンカ（羅漢果）
ガラナ	クマザサ	ラベンダー
カミツレ（カモミール）	セイヨウノコギリ草	レモングラス
クロロフィル	ユーカリ葉	ローズヒップ
サフラン	霊芝	ローズマリー
サンシチニンジン（三七人参）	ローマカミツレ	
ハトムギ	（カモミール・ローマン）	

ただし，形状および用法・用量が医薬品的であるもので，医薬品的な効能・効果を標榜するもの。

いては，その適合性を審査し，許可基準がないものについては個別に評価が行われる。

特別用途食品は，図1-1に示すように病者用許可基準型低タンパク質食品，アレルゲン除去食品，無乳糖食品，総合栄養食品と，病者用個別評価型妊産婦・授乳婦用粉乳，乳児用調製粉乳，嚥下困難者用食品，特定保健用食品に分けられる。このうち，特定保健用食品以外の分類食品には特別用途食品のマークが表示されることになっている（図1-2）。

なお，ここで言う許可基準型は，ある一定の要件が満たされれば許可されるもので，個別評価型とは，各品目ごとに審査を受けた後に，許可されるものである。

（3）特定保健用食品

特定保健用食品は1991年に制度化されたもので，現在では健康増進法に規定される特別用途食品のひとつとなっている。具体的には，「身体の生理学的機能や生物学的活動に関与する特定の保健機能を有する成分を摂取することに

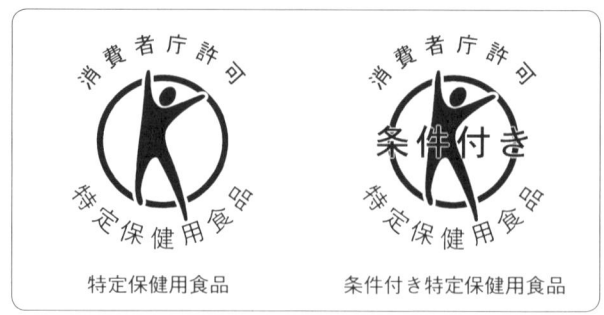

図1-2 特定保健食品のマーク
特定保健用食品は疾病リスク低減表示・規格基準型を含む。

より，健康の維持増進に役立ち，特定の保健の用途に資することを目的とした食品」とされている。そして，明らかに医薬品と誤認されるおそれのないという条件で，"保健の用途"を表示することができる。保健の表示については，健康の維持増進に役立つ，または適する旨を表現するものである。例えば，

① 容易に測定可能な体調の指標の維持に適する旨または改善に役立つこと
② 身体の生理機能，組織機能の良好な維持に適する，または改善に役立つこと
③ 身体の状態を本人が自覚でき，一時的であって継続的・慢性的でない体調の変化の改善に役立つこと

について表現できる。

それぞれの許可されている保健用途の具体的な表示については，次節で詳しく述べてみる。特定保健用食品には，図1-2のようなマークが表示されることになっている。

2012年5月8日現在,特定保健用食品の表示を許可している食品は999商品,表示承認している食品は1商品である。

(4) 栄養機能食品

栄養機能食品は,「特定の栄養成分を含むものとして内閣総理大臣が定める

基準に従い，当該栄養成分の機能の表示をするもの」と定義されている。具体的には，身体の健全な成長・発達，健康の維持に必要な栄養成分の補給・補完を目的とした食品であり，高齢化，食生活の乱れなどにより，通常の食生活を行うことが難しく，1日に必要な栄養成分を摂れない場合に，その補給・補完のために利用する食品である。

現在，栄養機能食品として栄養成分の機能を表示できる食品は，ミネラル5種類とビタミン12種類である（表1-4参照）。

(5) その他のサプリメント

上述した3つに属さないサプリメントも多く発売されている。これらは，薬事法および健康増進法の規制を受けることはない。したがって，これらは，単なる食品として扱われることになる。このことは，これらのサプリメントが食品衛生法によってのみ規制されるのであり，一切の保健用途の表示や栄養機能の表示ができないことになる。しかし現実には，この規制をかいくぐるような，さまざまな問題が生じているのが現状である。

ここで，一般によく用いられているサプリメントについて，表1-2に示しておく。このなかには，前述の(1)，(2)，(3)に属するすべてのサプリメントが含まれている。市販されているサプリメントは，単品よりもいくつかの成分の複合されたものが多く，それらの分類などは極めて複雑である。

3．特定保健用食品

厚生労働省は，1991年に食品に関する規制を定めた（2009年からは消費者庁所管）。その結果，医学や栄養学の面から，ある種の保健効果が期待できると認められた食品に健康とのかかわりをラベルなどに表示することができるようになったのである。これが特定保健用食品と呼ばれるものである。そして，特定保健用食品であるというラベルの表示が付けられることによって消費者が安全に特定保健用食品を購入することが可能になったのである。特定保健用食品

表1-2 よく使われるサプリメント

1. 食品を素材とするもの

にんにく	核酸	セサミン
ニガウリ（ゴーヤ）	火棘抽出物（エキス）	大豆イソフラボン，黒大豆
青汁（大麦若葉）	カフェイン	杜仲茶
マカ	カプサイシン	乳酸菌（ビフィズス菌・アシドフィルス菌）
冬虫夏草	ガルシニア	
ベニバナ	キシロオリゴ糖	海苔
ビール酵母	キチン，キトサン	甜茶（バラ科）
亜麻	ギムネマ	梅肉エキス
梅	キャベツ	はと麦
鹿角霊芝	グアバ茶	枇杷の葉茶
DHA（ドコサヘキサエン酸），EPA（エイコサペンタエン酸）	クランベリー	プーアール茶
	グルコサミン	ブドウ種子エキス
	クロレラ	プラム
アガリクス（ヒメマツタケ）	高麗人参	ブルーベリー
アスタキサンチン	黄杞茶	プルーン
アセロラ	ゴマリグナン	プロポリス
アマチャヅル	米胚芽セラミド	マイタケ
アロエ	コラーゲン	メシマコブ
ウーロン茶抽出物（エキス）	コンドロイチン	羅漢果
ウコン（クルクミン）	コンブ	緑茶（カテキン）
エノキタケ	ザクロ	ルイボスティー
オリゴ糖	サメの軟骨，エキス	ルチン
カイアポイモ	シイタケ	ローヤルゼリー
ガウクルア（プエラリア）	シソ	シトラス
カキ肉エキス	スピルリナ	ヤンニョム

2. ビタミン類

ビタミンB_1	ビタミンB_{12}	ビタミンC
ビタミンB_2	葉酸	ビタミンD
ビタミンB_3（ナイアシン）	ビオチン	ビタミンE
ビタミンB_5（パントテン酸）	コリン	ビタミンK_1
ビタミンB_6	イノシトール	ビタミンK_2

3. 特定保健用食品

表1-2 （つづき）

3. ミネラル類		
カルシウム（Ca）	カリウム（K）	セレン（Se）
鉄（Fe）	銅（Cu）	亜鉛（Zn）
リン（P）	ヨウ素ヨード（I）	クロム（Cr）
マグネシウム（Mg）	マンガン（Mn）	モリブデン（Mo）
4. ハーブ，生薬類，その他		
シベリア人参	マリアアザミ	紫イペ
ブルーベリー	月見草	めぐすりの木
イチョウ葉	ノコギリヤシ	プロポリス
エキナセア	セント・ジョーンズ・ワート	ヤーコン
クランベリー		AHCC
ガーリック	ギムネマ	SOD様食品
サンシチニンジン	朝鮮人参	アルカリイオン水，深層水
ジンジャー	レイシ（霊芝）	
唐辛子（カプサイシン）	フランス海岸松樹皮エキス（ピクノジェノール）	

サントリーホームページより改編（http://www.suntory.co.jp/health/keyword/index.html）

は食品の持つ三次機能（体調調節作用）に注目し，長年のアンバランスな食生活によって忍び寄る生活習慣病の危険要因（リスク）の低減・除去に役立つように工夫された食品で，健康に対して，どのような機能を持っているかを表示することを内閣総理大臣が許可した食品である．

特定保健用食品の効果は試験管から動物やヒトに対する試験を始め，多くの科学的な試験結果を元に食品中に含まれる特定の成分が健康の保持・増進に役立つことが科学的に証明されて，医学，栄養学などいろいろな分野の学識者が評価し，確認しているものである．

特定保健用食品の保健用途の表示は，表1-3に示すように，

① おなかの調子を整える食品
② コレステロールが高めの方の食品
③ コレステロールが高めの方，おなかの調子を整える食品

④　血圧が高めの方の食品
⑤　ミネラルの吸収を助ける食品
⑥　ミネラルの吸収を助け，おなかの調子を整える食品
⑦　骨の健康が気になる方の食品
⑧　虫歯の原因になりにくい食品と歯を丈夫で健康にする食品
⑨　血糖値が気になり始めた方の食品
⑩　血中中性脂肪，体脂肪が気になる方の食品

に分けることができる。

　特定保健用食品のかたちとしては，さまざまなものがある。特定保健用食品は，ふだんわれわれが食べている食品のかたちをしているものが多い。しかし，2001年の春からは錠剤，カプセルなどのかたちをした，いわゆるサプリメントの形態も許可されることになっている。

　特定保健用食品の例としては，以下のようなものがあげられる。

　①のおなかの調子を整える食品のなかには，オリゴ糖類を含む食品，乳酸菌類を含む食品，食物繊維類を含む食品，その他の成分を含む食品，複数の成分を含む食品などがある。オリゴ糖類を含む食品の主なものとしては，キシロオリゴ糖，フラクトオリゴ糖などのさまざまなオリゴ糖類が含まれる。また，乳酸菌類を含む食品としては，ビフィズス菌や乳酸菌といったものがよく知られている。これらは一般に，プロバイオティクスと呼ばれているものである。

　食物繊維類を含む食品としては，ポリデキストロース，難消化性デキストリンなどがその代表である。これらはプロバイオティクスの増殖を助ける物質ということで，プレバイオティクスと呼ばれている。

　②のコレステロールが高めの方の食品としては，大豆タンパク質や植物ステロールエステルなどが含まれる。また，茶カテキンなどもこのなかに入る。

　③のコレステロールが高めの方でおなかの調子を整える食品としては，サイリウム種皮由来食物繊維，低分子アルギン酸ナトリウムが含まれる。

　④の血圧が高めの方の食品としては，カゼインドデカペプチド，かつお節オリゴペプチド，サーデンペプチドなどのペプチド類がそれらの代表になってい

表 1-3 特定保健用食品の一覧

① おなかの調子を整える食品
 1) オリゴ糖類を含む食品：キシロオリゴ糖，ラクチュロース，フラクトオリゴ糖，大豆オリゴ糖，イソマルトオリゴ糖，乳果オリゴ糖，ガラクトオリゴ糖，ラフィノース，コーヒー豆マンノオリゴ糖
 2) 乳酸菌類を含む食品：ラクトバチルス GG 株，ビフィドバクテリウム・ロンガム BB536，*Lactobacillus delbrueckii* subsp. *bulgaricus*2038 株と *Streptococcus salivarius* subsp. *thermophilus*1131 株，ヤクルト菌（L. カゼイ・シロタ株），B. ブレーベ・ヤクルト株，*Bifidobacterium lactis* FK120，*Bifidobacterium lactis* LKM512，L. アシドフィルス CK92 株と L. ヘルベティカス CK60 株，カゼイ菌（NY1301 株），ガセリ菌 SP 株とビフィズス菌 SP 株，LC1 乳酸菌，ビフィドバクテリウム・ラクティス BB-12，ビフィズス菌 Bb-12
 3) 食物繊維類を含む食品：ポリデキストロース，サイリウム種皮由来食物繊維，難消化性デキストリン，グアーガム分解物，小麦フスマ，低分子化アルギン酸ナトリウム，寒天由来食物繊維，小麦外皮由来食物繊維，ビール酵母由来食物繊維，低分子化アルギン酸ナトリウムと水溶性コーンファイバー，難消化性でん粉，還元タイプ難消化性デキストリン
 4) その他の成分を含む食品：プロピオン酸菌による乳清発酵物，*Bacillus subtilis* K-2 株（納豆菌 K-2 株）
 5) 複数の成分を含む食品：ガラクトオリゴ糖とポリデキストロース
② コレステロールが高めの方の食品
 ・大豆タンパク質
 ・キトサン
 ・低分子化アルギン酸ナトリウム
 ・サイリウム種皮由来の食物繊維
 ・リン脂質結合大豆ペプチド（CSPHP）
 ・植物ステロールエステル
 ・植物スタノールエステル
 ・植物ステロール
 ・ブロッコリー・キャベツ由来の天然アミノ酸
 ・茶カテキン
③ コレステロールが高めの方，おなかの調子を整える食品
 ・サイリウム種皮由来食物繊維
 ・低分子化アルギン酸ナトリウム
④ 血圧が高めの方の食品
 ・杜仲葉配糖体（ゲニポシド酸）
 ・カゼインデカペプチド

表 1-3 （つづき）

- バリルチロシンを含むサーデンペプチド
- かつお節オリゴペプチド
- ラクトトリペプチド（VPP, IPP）
- イソロイシルチロシン
- わかめペプチド
- γ-アミノ酪酸
- 酢酸
- 海苔オリゴペプチド（ノリペンタペプチド）
- ゴマペプチド
- ローヤルゼリーペプチド

⑤ ミネラルの吸収を助ける食品
- CCM（クエン酸リンゴ酸カルシウム）
- CPP（カゼインホスホペプチド）
- ヘム鉄

⑥ ミネラルの吸収を助け，おなかの調子を整える食品
- フラクトオリゴ糖
- 乳果オリゴ糖

⑦ 骨の健康が気になる方の食品
- 大豆イソフラボン
- フラクトオリゴ糖
- MBP（乳塩基性タンパク質）
- ビタミン K_2（メナキノン-7）
- ポリグルタミン酸
- ビタミン K_2（メナキノン-4）

⑧ 虫歯の原因になりにくい食品と歯を丈夫で健康にする食品
- パラチノースと茶ポリフェノール
- マルチトールとパラチノースと茶ポリフェノール
- マルチトールと還元パラチノースとエリスリトールと茶ポリフェノール
- マルチトール
- キシリトールと還元パラチノースとフクロノリ抽出物（フノラン）とリン酸-水素カルシウム
- CPP-ACP（乳タンパク分解物）
- キシリトールとフクロノリ抽出物（フノラン）とリン酸-水素カルシウム
- リン酸化オリゴ糖カルシウム（POs-Ca）
- キシリトールとマルチトールとリン酸-水素カルシウムとフクロノリ抽出物（フノラン）

3. 特定保健用食品

表1-3 （つづき）

- 緑茶フッ素
⑨ 血糖値が気になり始めた方の食品
- 難消化性デキストリン
- グアバ茶ポリフェノール
- 小麦アルブミン
- L-アラビノース
- 豆鼓エキス
⑩ 血中中性脂肪，体脂肪が気になる方の食品
- ジアシルグリセロール
- グロビンタンパク分解物
- 中鎖脂肪酸
- 茶カテキン
- EPA と DHA
- ウーロン茶重合ポリフェノール
- コーヒー豆マンノオリゴ糖
- ベータコングリシニン
- 豆鼓エキス（条件付き特定保健用食品）

る。

⑤のミネラルの吸収を助ける食品としては，クエン酸リンゴ酸カルシウム，カゼインホスホペプチド，ヘム鉄などがある。

⑥のミネラルの吸収を助け，おなかの調子を整える食品としては，フラクトオリゴ糖や乳果オリゴ糖などがあげられる。

⑦の骨の健康が気になる方の食品としては，大豆イソフラボンやフラクトオリゴ糖，MBP（乳塩基性タンパク質）などが含まれる。

⑧の虫歯の原因になりにくい食品と歯を丈夫で健康にする食品には，パラチノースと茶ポリフェノール，マルチトールとパラチノースと茶ポリフェノール，キシリトールと還元パラチノースとフクロノリ抽出物などさまざまな成分が含まれている。

⑨の血糖値が気になり始めた方の食品としては，難消化性デキストリン，グアバ茶ポリフェノール，小麦アルブミン，L-アラビノース，豆鼓エキスなどが

ある。

⑩の血中中性脂肪,体脂肪が気になる方の食品としては,ジアシルグリセロール,グロビンタンパク分解物,中鎖脂肪酸,茶カテキン,EPAとDHA,豆鼓エキスなどが含まれている。

特定保健用食品はいずれも個別審査型であり,各食品の臨床試験のデータを示すことによって個別に判定され,許可される。また最近では,ある程度の有効な試験結果が得られたものについては,条件付きで承認される場合がある。これを条件付き特定保健用食品と言い,豆鼓エキスが含まれている。

4. 栄養機能食品

2001年4月から新制度として導入されたものが,保健機能食品制度である。この法律のもとで,特定保健用食品と並んで栄養機能食品が新たに設けられた。栄養機能の表示を認められ,一定の条件を満たせば栄養機能食品として,広告・宣伝できるようになった。

栄養機能食品は規格基準型であり,特定の成分が特定量含まれていることによって表示することが可能である。

現在,5種類のミネラルと12種類のビタミンが認められている(表1-4)。すなわち,ミネラルとしては,亜鉛,カルシウム,鉄,銅,マグネシウムである。また,ビタミンとして,ナイアシン,ビオチン,パントテン酸,ビタミンA,B_1,B_2,B_6,B_{12},C,D,E,葉酸である。

それぞれのビタミン類に認められている栄養機能表示は,以下のようである。例えば,「ナイアシンは皮膚や粘膜の健康維持を助ける栄養素です」といった具合である。ミネラル類も同じであり,例えば,「カルシウムは,骨や歯の形成に必要な栄養素です」といった具合である。このように,栄養機能表示が認められることから,消費者にはそれぞれの栄養機能食品がどのような効果を持っているのか,ある程度推測することが可能になっているのである。

表1-4 栄養機能食品の一覧

	栄養成分	栄養機能表示	上限量	下限量	注意喚起表示
ミネラル	亜鉛	亜鉛は，味覚を正常に保つのに必要な栄養素です。亜鉛は，皮膚や粘膜の健康維持を助ける栄養素です。亜鉛は，タンパク質・核酸の代謝に関与して，健康の維持に役立つ栄養素です。	15 mg	2.10 mg	本品は，多量摂取により疾病が治癒したり，より健康が増進するものではありません。亜鉛の摂りすぎは，銅の吸収を阻害するおそれがありますので，過剰摂取にならないよう注意してください。1日の摂取目安量を守ってください。乳幼児・小児は本品の摂取を避けてください。
	カルシウム	カルシウムは，骨や歯の形成に必要な栄養素です。	600 mg	210 mg	本品は，多量摂取により疾病が治癒したり，より健康が増進するものではありません。1日の摂取目安量を守ってください。
	鉄	鉄は，赤血球を作るのに必要な栄養素です。	10 mg	2.25 mg	本品は，多量摂取により疾病が治癒したり，より健康が増進するものではありません。1日の摂取目安量を守ってください。
	銅	銅は，赤血球の形成を助ける栄養素です。銅は，多くの体内酵素の正常な働きと骨の形成を助ける栄養素です。	6 mg	0.18 mg	本品は，多量摂取により疾病が治癒したり，より健康が増進するものではありません。1日の摂取目安量を守ってください。乳幼児・小児は本品の摂取を避けてください。

表1-4 (つづき)

	栄養成分	栄養機能表示	上限量	下限量	注意喚起表示
ミネラル	マグネシウム	マグネシウムは,骨や歯の形成に必要な栄養素です。マグネシウムは,多くの体内酵素の正常な働きとエネルギー産生を助けるとともに,血液循環を正常に保つのに必要な栄養素です。	300 mg	75 mg	本品は,多量摂取により疾病が治癒したり,より健康が増進するものではありません。多量に摂取すると軟便(下痢)になることがあります。1日の摂取目安量を守ってください。乳幼児・小児は本品の摂取を避けてください。
ビタミン	ナイアシン	ナイアシンは,皮膚や粘膜の健康維持を助ける栄養素です。	60 mg	3.3 mg	本品は,多量摂取により疾病が治癒したり,より健康が増進するものではありません。1日の摂取目安量を守ってください。
ビタミン	ビオチン	ビオチンは,皮膚や粘膜の健康維持を助ける栄養素です。	500 μg	14 μg	本品は,多量摂取により疾病が治癒したり,より健康が増進するものではありません。1日の摂取目安量を守ってください。
ビタミン	パントテン酸	パントテン酸は,皮膚や粘膜の健康維持を助ける栄養素です。	30 mg	1.65 mg	本品は,多量摂取により疾病が治癒したり,より健康が増進するものではありません。1日の摂取目安量を守ってください。

表1-4 (つづき)

	栄養成分	栄養機能表示	上限量	下限量	注意喚起表示
ビタミン	ビタミンA	ビタミンAは,夜間の視力の維持を助ける栄養素です。ビタミンAは,皮膚や粘膜の健康維持を助ける栄養素です。	600 μg (2,000IU)	135 μg (450 IU)	本品は,多量摂取により疾病が治癒したり,より健康が増進するものではありません。1日の摂取目安量を守ってください。妊娠3か月以内または妊娠を希望する女性は過剰摂取にならないように注意してください。
	ビタミンB_1	ビタミンB_1は,炭水化物からのエネルギー産生と皮膚や粘膜の健康維持を助ける栄養素です。	25 mg	0.30 mg	本品は,多量摂取により疾病が治癒したり,より健康が増進するものではありません。1日の摂取目安量を守ってください。
	ビタミンB_2	ビタミンB_2は,皮膚や粘膜の健康維持を助ける栄養素です。	12 mg	0.33 mg	本品は,多量摂取により疾病が治癒したり,より健康が増進するものではありません。1日の摂取目安量を守ってください。
	ビタミンB_6	ビタミンB_6は,タンパク質からのエネルギーの産生と皮膚や粘膜の健康維持を助ける栄養素です。	10 mg	0.30 mg	本品は,多量摂取により疾病が治癒したり,より健康が増進するものではありません。1日の摂取目安量を守ってください。
	ビタミンB_{12}	ビタミンB_{12}は,赤血球の形成を助ける栄養素です。	60 μg	0.60 μg	本品は,多量摂取により疾病が治癒したり,より健康が増進するものではありません。1日の摂取目安量を守ってください。

表1-4 （つづき）

	栄養成分	栄養機能表示	上限量	下限量	注意喚起表示
ビタミン	ビタミンC	ビタミンCは，皮膚や粘膜の健康維持を助けるとともに，抗酸化作用を持つ栄養素です。	1,000 mg	24 mg	本品は，多量摂取により疾病が治癒したり，より健康が増進するものではありません。1日の摂取目安量を守ってください。
	ビタミンD	ビタミンDは，腸管でのカルシウムの吸収を促進し，骨の形成を助ける栄養素です。	5.0 μg (200 IU)	1.50 μg (60 IU)	本品は，多量摂取により疾病が治癒したり，より健康が増進するものではありません。1日の摂取目安量を守ってください。
	ビタミンE	ビタミンEは，抗酸化作用により，体内の脂質を酸化から守り，細胞の健康維持を助ける栄養素です。	150 mg	2.4 mg	本品は，多量摂取により疾病が治癒したり，より健康が増進するものではありません。1日の摂取目安量を守ってください。
	葉酸	葉酸は，赤血球の形成を助ける栄養素です。葉酸は，胎児の正常な発育に寄与する栄養素です。	200 μg	60 μg	本品は，多量摂取により疾病が治癒したり，より健康が増進するものではありません。1日の摂取目安量を守ってください。本品は，胎児の正常な発育に寄与する栄養素ですが，多量摂取により胎児の発育がよくなるものではありません。

5．サプリメントの科学的根拠

（1）サプリメントに関する文献検索

　サプリメントについての大きな問題のひとつは，科学的根拠があるのかとい

5. サプリメントの科学的根拠

表1-5 サプリメントに関する文献検索の結果

		アガリクス	プロポリス	AHCC	メシマコブ	キチン・キトサン	霊芝
基礎研究	in vitro	13件	166件		4件	35件	77件
	in vivo	48件	110件	18件	2件	120件	79件
	基礎研究その他	1件	29件		2件	3件	5件
臨床研究	症例報告	5件	52件	7件	2件	6件	20件
	ケースシリーズ	1件	6件				3件
	コホート研究						
	open study		18件	7件		2件	2件
	一重盲検		2件			2件	
	二重盲検		3件	1件		3件	
	体系的評価					1件	
	臨床研究その他		21件	1件		4件	1件
	不明	13件	5件		3件		

うことである。そこで著者らは，サプリメントに関するデータベースを検索し，目視によって文献を絞り込み，基礎研究および臨床研究などの各11項目に分別した[2]。検索に用いたデータベースは，Medlineと医学中央雑誌であった。

今回検索の対象としたのは，比較的よく使用されていると考えられるアガリクス，プロポリス，AHCC（active hexose correlated compound；活性化糖類関連化合物），メシマコブ，キチン・キトサン，霊芝であった。その結果，アガリクスについては184件検索され，そのうち目視によって絞り込んだ件数が81件である。81件の内訳は，そのほとんどが基礎研究であり，臨床研究は6件（症例報告とケースシリーズのみ）で，本格的な臨床試験がまだ行われていないことが明らかになった（表1-5）。

プロポリスについては検索件数が622件と多く，絞り込み件数も408件であった。そして臨床研究も多く，open studyが18件，一重盲検2件，二重盲検3件があり，それなりの臨床試験が行われていることがわかる。

AHCCについては検索件数が38件で，絞り込み件数が32件であった。臨床試験に関しては，open studyが7件，二重盲検が1件であった。

メシマコブについては検索件数および絞り込み件数が12件で、臨床研究に関しては、症例報告が2件あるのみであった。

キチン・キトサンに関しては、検索件数は1,145件と非常に多かったが、ノイズも多く、結局絞り込まれた件数は175件であった。二重盲検試験は3件あり、体系的評価もなされていた。最も臨床試験が進んだ健康食品と言える。

霊芝は検索件数が259件であり、絞り込み件数は192件であった。そして、臨床試験に関しては症例報告20件、ケースシリーズ3件、open studyが2件であった。

以上のように、サプリメントに関しては、基礎研究の揃っているものは結構あるが、質の高い臨床試験を行ったものは少ないというのが現状である。

（2）Cochrane Collaborationによるサプリメントについての体系的評価

Cochrane Collaborationの行っている体系的評価のうち、サプリメントに関するものを検索してみた。この結果、全部で35種の臨床試験について体系的評価がなされていることがわかった（表1-6）。

このうち有効と判定されたものは、①妊娠初期の悪心・嘔吐に対するピリドキシン、②良性前立腺肥大に対するノコギリヤシ、③β-シトステロール、④加齢黄斑変性症に対する抗酸化ビタミン・ミネラル補充、⑤妊娠中の神経管形成不全予防のための葉酸、⑥マルチビタミン、⑦妊娠中に不足する葉酸・鉄分の補給、⑧妊娠時の便秘に対する食物繊維、⑨早期産児の成長に対する母乳へのタンパク質の添加、⑩原発性および続発性月経困難症に対するビタミンB_1の10種だけである。他の臨床試験については、多くが効果なしや判定不能とされている。このことは、サプリメントについての臨床試験はまだあまり行われていないことを意味する。すなわち、前項の文献検索の結果と一致していると言えよう。

今後、できる限り医薬品に近い条件下で、サプリメントの臨床試験を進めていくことが必要である。

表 1-6 Cochrane Collaboration によるサプリメントに関する体系的評価

臨床試験	治療	疾患, 症状	判定	コメント
1	ピリドキシン	妊娠初期の悪心, 嘔吐	有効	証拠なし
	ショウガ		判定不能	
2	ノコギリヤシ (Serenoa repens)	良性前立腺肥大 (BPH)	有効	
3	β-シトステロール	良性前立腺肥大 (BPH)	有効	
4	ハーブ医薬品	頭シラミ	効果なし	
5	抗酸化ビタミン, ミネラル補充	加齢黄斑変性症	判定不能	大規模試験が必要
6	抗酸化ビタミン, ミネラル補充	加齢黄斑変性症	進行防止	さらに大規模試験が必要
7	バランスタンパク質	妊娠	有用でない	
8	バランスタンパク質/エネルギー補充	妊娠	胎児の成長を促進し, 胎児期および新生児期の死亡を減らすかもしれない	証拠不十分
9	高タンパク質	妊娠	判定不能	
10	葉酸またはマルチビタミン	妊娠中神経管形成不全予防	有効	
11	ピリドキシン	妊娠	判定不能	
12	葉酸	妊娠	ヘモグロビンと葉酸レベルを改善	さらに研究が必要
13	鉄, 葉酸	妊娠	分娩時のヘモグロビンレベルを改善	さらに研究が必要
14	鉄	妊娠	分娩時のヘモグロビンレベルを改善	さらに研究が必要
15	マグネシウム	妊娠	判定不能	
16	亜鉛	妊娠	判定不能	
17	食物繊維	妊娠時の便秘	有効	
18	母乳へのカルシウムとリンの添加	早期産児	判定不能	さらに研究が必要
19	母乳へのカルシウムとリンの添加	早期産児の成長	推薦できない	

表1-6 (つづき)

臨床試験	治療	疾患，症状	判定	コメント
20	母乳への脂肪の添加	早期産児の成長	判定不能	支持する証拠は不十分
21	母乳への糖質の添加	早期産児の成長	推薦できない	さらに研究が必要
22	母乳へのタンパク質の添加	早期産児の成長	有効	さらに研究が必要
23	イノシトール	早期産児の呼吸窮迫症候群	短期の副作用を有意にまた臨床的に軽減	
24	グルタミン	早期産児の死亡	判定不能	大規模試験が必要
25	カルシウム補充	妊婦の高血圧症とその関連症状	有用かもしれない	さらに研究が必要
26	カルニチン	非経口栄養の新生児	判定不能	
27	長鎖ポリ不飽和脂肪酸	早期産児	長期の効果なし	
28	長鎖ポリ不飽和脂肪酸	満期産児	判定不能	十分な証拠なし
29	ポリ不飽和脂肪酸	統合失調症	やや有効	大規模試験が必要
30	デヒドロエピアンドロステロン(DHEA)	認知機能	支持する証拠なし	
31	魚油	喘息	支持する証拠ほとんどなし	
32	ビタミンA	超低体重児の死亡率	有効かもしれない	さらに研究が必要
33	ハーブ医薬品，栄養補助食品	原発性および続発性月経困難症	ビタミンB_1は有効マグネシウムは有望	全体として，証拠不十分
34	ビタミンD	骨粗鬆症の骨折予防	判定不能	大規模試験が必要
35	ビタミンD	妊娠	判定不能	

6．サプリメントのデータベース

サプリメントの正確な情報を得ることは，上述のようなことから必要なことである。しかし，一般の者がデータベースを検索してサプリメントの情報を得ることは比較的難しいかもしれない。そこでここでは，2つのデータベースを紹介したい。ひとつは，一般の人でも簡単にアクセスできる独立行政法人国立健康・栄養研究所のデータベースである（図1-3）。国立健康・栄養研究所のホームページを開くと，健康食品の安全性・有効性情報を見ることができる。このなかに，サプリメントの素材情報データベースがあり，50音順およびアルファベット順にその素材が並んでおり，知りたい素材の検索をすればよい。そこには各素材の名称，概要，法規，制度，成分の特性，そして，最も知りたい有効性が書かれている。有効性については，循環器，呼吸器，消化器系，肝臓，糖

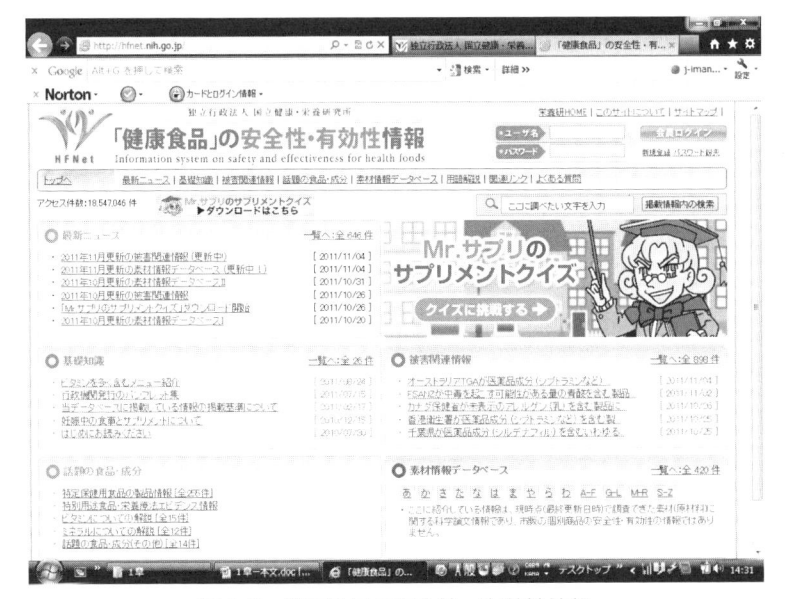

図1-3　健康食品の安全性・有効性情報
国立健康・栄養研究所ホームページより

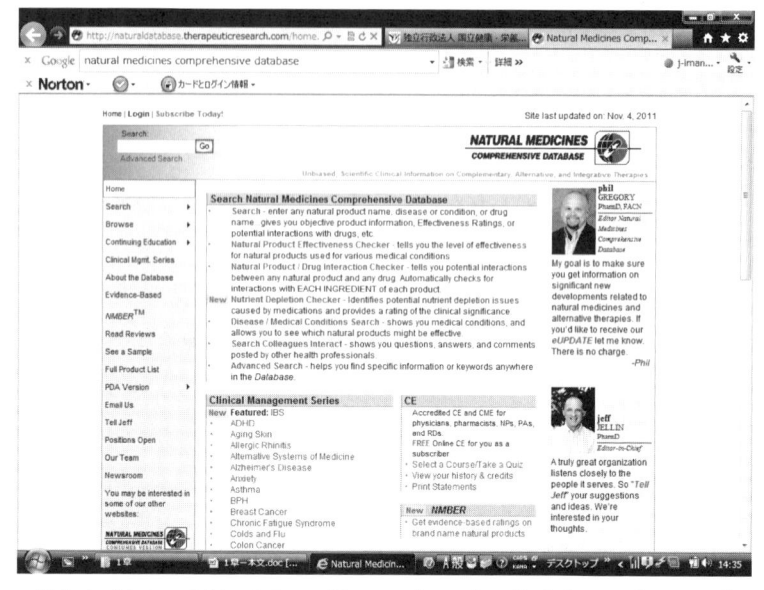

図1-4 Natural Medicines Comprehensive Database（アメリカ）

尿病，内分泌，生殖・泌尿器，脳神経，感覚器，免疫，がん，炎症，骨，筋肉，成長・発育，肥満，その他などに分かれて記述されている。また，参考情報も載せられている。さらに，安全性に関しては，危険情報や禁忌対象者，医薬品との相互作用，動物などでの毒性試験，アメリカハーブ製品協会（American Herbal Products Association：AHPA）クラス分類および勧告などが載せられており，最後に総合評価として安全性・有効性が表記されている。さらに，それらの参考文献も多く載せられている。

　これらに基づいて，サプリメントの素材の有効性や安全性といったものがわかりやすく理解できるようになっている。しかし，各商品名別にはなっていないので，実際の商品についての安全性・有効性をみることは，少し難しいかもしれない。十分に吟味されたサプリメントであれば，商品に含まれる各素材を検索していくことによって，ある程度の推測をつけることは可能である。

　比較的信頼性の高いサプリメントのデータベースとしては，アメリカでリ

リースされている Natural Medicines Comprehensive Database がある（図1-4）。このデータベースを検索するためには，あらかじめ登録をしておく必要があり，有料である。このデータベースの特徴は，国立健康・栄養研究所のデータベースのように，素材だけではなくて商品ごとにも記述されていることである。多くの参考文献が網羅されており，比較的信頼性が高いと言える。しかし一般向きではなく，その領域の専門家向きのデータベースである。これに似たデータベースが最近いくつか作成されてきている。しかし，容易にアクセスすることは困難かもしれない。

7．自分に合うサプリメントを選ぶ

　一般市民が，サプリメントに関する情報をどのような手段で得ているかを調査したことがある。その結果，図1-5に示すように，43.8％は雑誌，新聞，本などの媒体を通じたものであった。ついで，友人や知人からが24.9％，親・兄弟などの身内からが16.8％となっていた。このように，サプリメントの情報入手先は，マスメディアを通じたものが最も多く，それだけに自己判断でサプリ

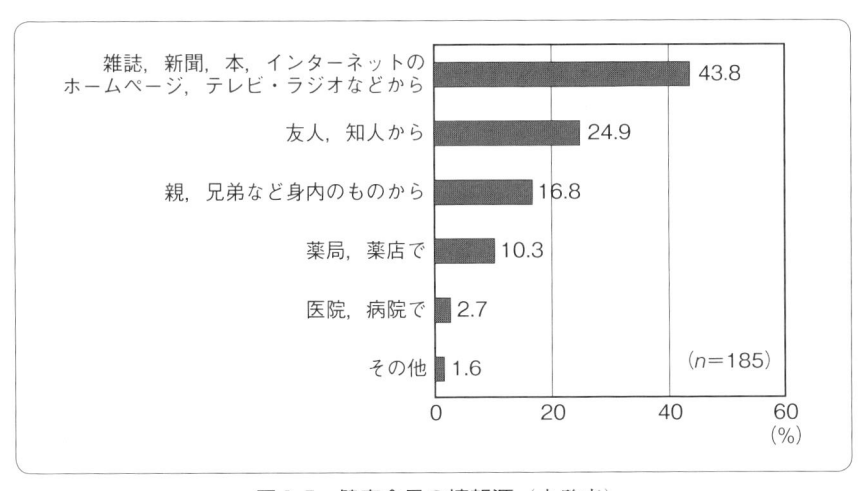

情報源	％
雑誌，新聞，本，インターネットのホームページ，テレビ・ラジオなどから	43.8
友人，知人から	24.9
親，兄弟など身内のものから	16.8
薬局，薬店で	10.3
医院，病院で	2.7
その他	1.6

（n＝185）

図1-5　健康食品の情報源（未発表）

メントを選択する必要がある。

　自分に合うサプリメントを選ぶには，食事の偏りがないのかチェックしたり，ストレスはないか，カロリーの摂り過ぎはないか，また栄養の不足はしていないか，体調，すなわち，血圧，血糖，コレステロール，中性脂肪，尿酸，骨密度などの検査値はどのようになっているのかに注意しながら，どのようなサプリメントを選べばよいのか決めていくのがよい。

　むやみやたらとサプリメントなら健康によいだろうと考えて摂取することは時には危険なこともある。また，サプリメントを選ぶうえでの注意点としては，サプリメントの虚偽，誇大な広告にだまされないようにする。サプリメントの広告は世の中に溢れていて，広告が本当のことを言っているのか一見して判断するのは難しいことがある。すなわち，以下のようなうたい文句にはだまされないようにしたい。まずは，過度の期待を抱かせる表現は疑ってみることである。サプリメントに万人に効くものなどは1つもない。がんが治ったなどの治療・治癒に関する言及がなされているものは，適切ではない。サプリメントは医薬品ではないので，こうした効果を信じてはいけない。

　また，病気になったら手遅れにならないよう，まずはかかりつけの医師に診察を受けるのが賢明である。また，仮に治った者がいたとしても，すべての者に同じように効くという保証はない。天然食品だから安全，まったく副作用がないといったことは，サプリメントに関してはありえないのである。"新しい科学的進歩""奇跡的な治療法""他にない秘密の成分""伝統医療"などの言葉がちりばめられていることもある。このような場合，未承認医薬品を含有しているものがあり，思わぬ健康被害を発生する場合もある。

　また，"驚くべき体験談""医師などの専門家によるお墨付き"なども容易に信じることがないようにしたいものである。さらに，特許を受けているからといって，必ずしもその効果が認められているわけではないことにも注意が必要である。

　また，すべての食品は安全であることが求められるが，一般的な食べ方では特に問題とならない食材でも加工法や摂取方法，量によっては健康に有害な場

合もある.食品として販売されているのだから安全性は保証されていると思い込むのは間違いである.天然,植物性,自然,organic という言葉は,原料の特性を示すだけであり,必ずしも製品の安全性を保証するものではない.サプリメントに関しては,期待する効果より安全性が何より大事である.健康食品は適切に使用しないと不健康食品になりかねない.

サプリメントに対する行政機関の監視体制については,現在,都道府県の当の保健所や国の検疫所が随時モニタリング検査をするなどして,安全性に関する監視活動を行っている.また,健康増進法や薬事法に抵触する表示・広告については,厚生労働省,消費者庁,地方厚生局,都道府県等が根拠法令に基づき,表示の適正化のために監視活動を行っている.その際,原材料の含有量が表示通りか,表示が消費者に誤解を与えるものではないかなどを確認し,問題があれば改善するように指導している.また,農林物資の規格化及び品質表示の適正化に関する法律(JAS法),不当景品類及び不当表示防止法(景品表示法),計量法等に関するものについても担当部署による監視・指導がなされている.

注意すべきは,海外からのサプリメント購入,すなわち,個人輸入する際である.基本的にはこのような個人輸入は極めて危険なため,十分情報を得たうえで購入していくべきである.輸入業者が代行するからといって,決して安全なものとは言えない.

このようなことに注意しながら自分に適したサプリメントを選んでいくことが必要である.

文　献

1) 今西二郎,渡邊聡子:食品から医薬品を開発する.医学のあゆみ,2000;194;189-192.
2) 今西二郎,栗山洋子:代替療法に関するデータベース.医学のあゆみ,2003;204;459-460.

第2章
補完代替医療および食の三次機能としてのサプリメント
―サプリメントの免疫調節機能を中心として

伊藤壽記[*]

1. はじめに

　近年，医学・医療のめざましい進歩により，各種病態に対する診断技術や治療成績の向上が認められる。そうした結果，急性疾患はよく制御されるようになり，疾病構造は急性疾患から慢性疾患へとシフトし，われわれを取り巻く生活環境の整備と相まって，われわれはまさに超高齢社会（65歳以上の高齢者が全人口の21％以上）に突入している。その疾病のほとんどは，がんをはじめとする高血圧，糖尿病，脂質異常症（高脂血症），肥満などの生活習慣病である。こうした変化を受けて医療費は年々高騰を続けており，その結果，医療保険制度は破綻の危機に瀕している。

　一方，患者の疾病に対する意識構造にも変化がみられる。ITなどによる情報の急速な普及により，予防医学や健康への関心度が増し，治療選択時の自己決定意識の向上がみられる。すなわち，患者の行動意識は"受動"から"能動"へと変化し，患者は価値判断の基準として生活の質（quality of life：QOL）を重

---

[*]　大阪大学大学院生体機能補完医学講座

視した医療を求めている。

こうした動きを背景にして，1990年頃から補完代替医療（complementary and alternative medicine：CAM，通常"カム"と呼ばれる）という領域が出現した。さらに近年，CAMを現代西洋医療と有機的に融合させた，理想的な全人的医療体系として，統合医療（integrated or integrative medicine）という概念が提唱されている。

2．補完代替医療とは

CAMは「通常の医療の領域外の治療法で，まだ科学的にその効果が証明されていないもの」と定義されており，以下のものがあげられる（図2-1）。

① 手技療法と身体技法（manipulative and body-based practice）：マッサージ，カイロプラクティック，リフレクソロジー，鍼灸など
② 心身医療（mind-body medicine）：ヨーガ，瞑想，心理・精神療法，芸術療法，音楽療法など
③ 独自の理論体系を持つ医療（whole medical system）：アーユルヴェーダ，中国伝統医学，ホメオパシーなど
④ エネルギー療法（energy medicine）：気功，霊気，電磁療法など

また，最も多用されているものとして，

⑤ 生物学的療法（biologically based practices）：ハーブ，サプリメント，特殊食品に代表されるもの

CAMは当初，がんの終末期患者や治療法の確立されていない難治疾患を対象とした，現行の医療をすべてやめて何かに置き換える代替医療としてスタートしたが，最近では現行の医療に上乗せしてさらにQOLを向上させる補完医療へ，さらには未病者に対する予防医学へと，漸次，前倒しの傾向がみられる。臨床においては，がんを筆頭に婦人科疾患，神経・精神疾患，脳・心血管疾患，整形外科など広い領域を包括している。

まず，CAMが注目されたのは，ハーバード大学が一般成人を対象として

2．補完代替医療とは

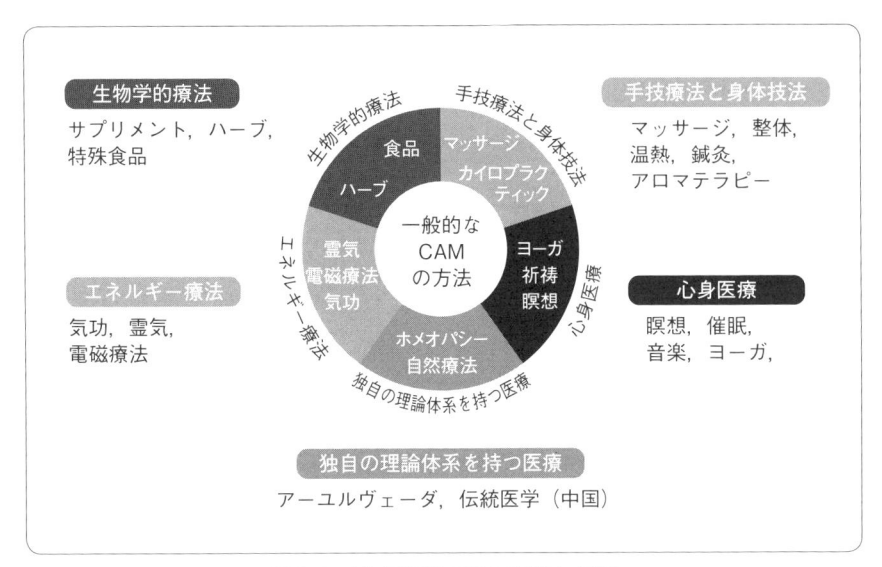

図 2-1　補完代替医療の定義と分類
通常の医療の領域外の治療法でまだ科学的にその効果が証明されていないもの。

図の内容：
- 生物学的療法：サプリメント，ハーブ，特殊食品
- 手技療法と身体技法：マッサージ，整体，温熱，鍼灸，アロマテラピー
- エネルギー療法：気功，霊気，電磁療法
- 心身医療：瞑想，催眠，音楽，ヨーガ
- 独自の理論体系を持つ医療：アーユルヴェーダ，伝統医学（中国）
- 一般的なCAMの方法：食品，マッサージ，カイロプラクティック，ハーブ，霊気，電磁療法，気功，ホメオパシー，自然療法，ヨーガ，祈祷，瞑想

CAMの利用率を調査したところ，実に33.8%，約6,000万人の方が何らかのCAMを使用していることが判明したことに端を発する[1]。その後，再調査が行われ，その利用者が42.1%，8,300万人とさらに増加していることが確認された[2]。そして，CAM利用者として，女性や比較的教育レベルの高い方が多く，またそのツールとして西洋ハーブ，カイロプラクティック，マッサージなどが多用されていることがわかった。

そこで，CAMに共通する要因としては，以下のような項目をあげることができる。

① 予防こそが最善の医療であるという考え方で，疾病の予防がCAMにおける究極の目的であること
② 現行の医療も基本的には同じであるが，生体が本来保有している自然治癒力を利用しようとすること
③ 現行の医療が専門医による部分的医療であるのに対して，CAMは全人的医療であること

④ 副作用や医療事故が少なく,安全性が第一の治療であること
⑤ 利用者が積極的にかかわりを持つ医療であること

3．アメリカならびにわが国における CAM の現況

　前述のハーバード大学の報告を受けて,アメリカ政府は1992年,アメリカ国立衛生研究所（National Institute of Health：NIH）のなかに代替医療事務局（Office of Alternative Medicine：OAM）を設置して,さらなる調査を命じた。当初の予算は年間200万ドルであった。

　その後,CAM の需要が確実に増えてきている点に鑑み,1998年,OAM は NCCAM（National Center of CAM）に昇格し,予算も年間2,000万ドルとなった。その後,予算は右肩上がりに増加し,2005年には1億2,110万ドルとなっている。この経費の4分の3以上は臨床研究に投じられている。こうした莫大な予算の計上は将来の医療費削減に対する先行投資と位置付けられている。

　一方,わが国ではこうした背景を受けて,2001年に厚生労働省がん研究助成金による研究班（「我が国におけるがん代替療法に関する研究」班）が組織され,兵頭らががん患者3,461人（がんセンター16施設,ホスピス40施設）を対象として,CAM に関する実態調査を実施した。その結果,やはり CAM の利用率は44.6％と高率であった[3]。また,CAM の利用者は60歳以下の比較的若い女性,大卒以上の学歴のある人,化学療法を受けている人,緩和病棟にいる人,さらにがん告知後に何らかの変化がみられた人などに多くみられた。そのツールとして,わが国では驚くことに,そのほとんど（96.2％）が"いわゆる健康食品"などの機能性食品を利用していた。CAM を利用する目的としては,がんの進行抑制のため（67.1％）,治療の一環として（44.5％）,症状緩和のため（27.1％）,現行の医療に補完するため（20.7％）となっている。ところが CAM を利用したきっかけについて尋ねてみると,自らの意思でという人は23.3％と少なく,77.7％と多くは家族や友人の勧めであった。ところで,CAM を利用するにあたって問題となるのは,医師から問診を受けることなく（84.5％）,また医師に

3．アメリカならびにわが国におけるCAMの現況　39

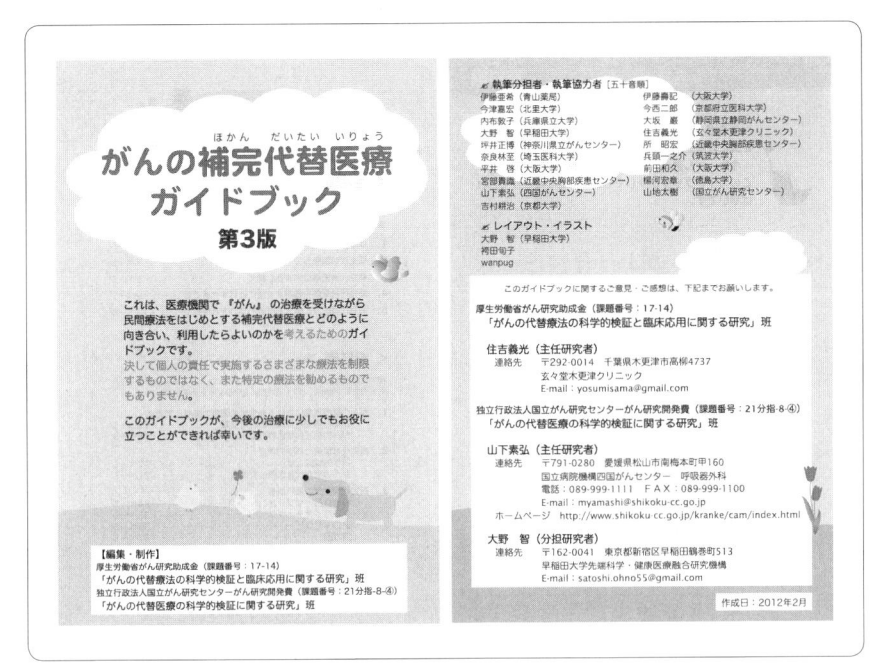

図2-2　がんの補完代替医療ガイドブック（第3版）

相談することもなく（60.7％）自己判断で利用しているということである。

　こうした現況を受けて，2006年4月，同研究班では患者向けの『がんの補完代替医療ガイドブック（第1版）』を作成した。このガイドブックでは，わが国におけるCAMに関して医学論文を中心とした検証がなされた。その結果，大半が根拠の低いものであったが，実際のところ，きっちりとした検証（臨床試験）が行われていないことも判明した。その後，同研究班を引き継いだ住吉班で改訂第2版が，さらに山下班で改訂第3版が2012年2月に刊行されている（図2-2)[4]。

4．CAMに要求されるエビデンス

　今後，わが国でも欧米と同様にCAMの需要が増えてくると考えられる。そこで，現行の医療のなかでCAMが認知されるには，科学的根拠（エビデンス）が不可欠となる。

　がんにおけるCAMの有効性に関しては，2010年，アメリカの統合腫瘍学会（Society of Integrative Oncology：SIO）が発表した『がんの統合医療ガイドライン』がある[5]。推奨度に応じた指針が示され，CAMを受ける際の注意点も列挙されている。このなかでは鍼灸に関する高いエビデンスが得られている。しかし，このガイドラインでは特定の健康食品の利用について取り上げられていない。つまり，治療期間中もしくは治療が終了し経過観察中のがん患者が治療目的や再発予防目的で健康食品を利用することについて，現時点で確固たる裏づけはないということになる。

　わが国でも2009年2月，日本緩和医療学会が医療従事者向けの『がん補完代替医療ガイドライン（第1版）』を出した[6]。したがって，医療従事者もCAMのツールをすべて頭から否定するのではなく，患者に対して，こうしたガイドラインに沿った情報を正確に伝えなければならない時期に来ている。本ガイドラインで検討された項目について，推奨度レベルの多くはレベルC（行うよう勧めるだけの根拠が明確ではない）ではあるが，十分な検討が行われたわけではなく，今後は臨床試験を通じてエビデンスを一つひとつ積み上げていかねばならない。

　一般に，CAMの有効性の検証にQOLの質問票がいろいろと用いられているが，主観的な解析であることより，何らかの客観的な指標が求められる。腫瘍マーカーや血糖値，血中コレステロール・中性脂肪値，血圧などの数量化が可能な場合はよいが，例えば，疲労やうつや痛み（しびれ）などはしかるべき指標が存在しない。したがって，CAMの有効性を検証するための客観的指標であるバイオマーカーの確立が必要となる。

5．食とCAM

(1) 食の三次機能

　CAMのツールとして，がん患者で"いわゆる健康食品"の需要が多いことはすでに述べた。昔から，ギリシアのヒポクラテスやわが国では杉田玄白などが"医食同源"の理念（病気を治すのも食事をするのも，生命を養い健康を維持するうえで，その本質は同じであるという考え）を提唱しており，健康維持にとっての食の重要性を説いている。世界第1位を誇る日本人の平均寿命（2010年の統計で，女性：86.39歳，男性：79.64歳）の要因として，欧米では日本人の食生活（主食の米や豆腐などの植物性タンパク質を中心とした食事）に最も関心を寄せており，かつて日本食ブームが起こった。

　本来，食には2つの機能があることが知られていた。すなわち，一次機能と二次機能である。一次機能とは，最も基本的な栄養面での働きであり，生命を維持し成長のための機能である。食べ物に含まれるタンパク質，脂肪（脂質）や炭水化物のほか，ビタミン，ミネラルなどは生体にとって必要不可欠な栄養素であり，それらが体内に取り込まれて体を作るとともに，活動のためのエネルギー源になる。発展途上国では食料不足による飢餓や栄養失調は深刻な問題であり，まさに食の基本機能が生命の維持にあることを物語っている。次に二次機能とは，味覚，嗅覚や視覚による，嗜好や食欲に関係する，おいしいと感じさせる機能である。

　ところで，1983年，文部省の重点領域「機能性食品」研究班が世界に先駆けて，食品の三次機能を重要視した"食品機能論"を提唱し，世界の注目を浴びた（図2-3）[7]。そのなかでは，生体制御・防御を司る生理面での三次機能があるということが強調された。そして，この機能は体調リズムの調整，疾病の予防や改善，老化防止（アンチエイジング），免疫賦活などに関与すると考えられた。実際，われわれが通常摂っている野菜や果実のなかにはさまざまな生理活性物質が同定されており，これらが三次機能に関与していると考えられている（図2-4）。

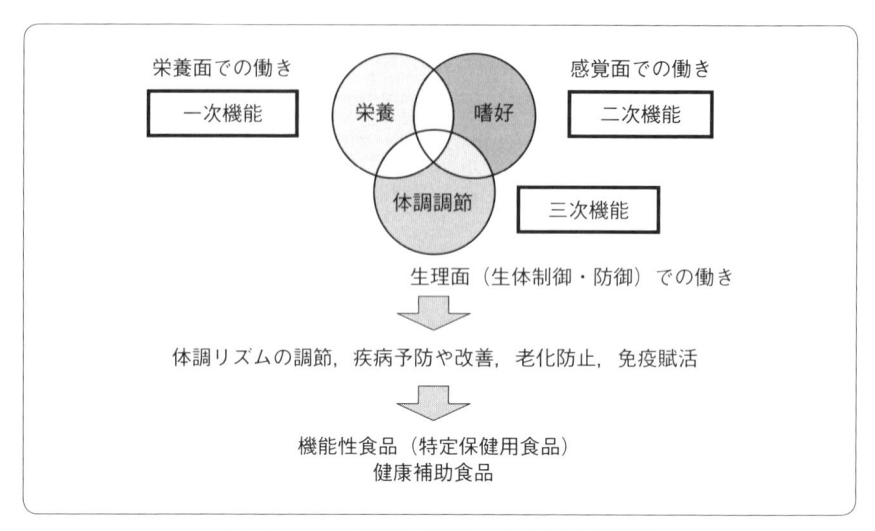

図2-3 日本が世界に発信した"食品機能論"
文部省重点領域「機能性食品」研究班，文献7)

（図中テキスト）
栄養面での働き　一次機能
感覚面での働き　二次機能
栄養　嗜好
体調調節　三次機能
生理面（生体制御・防御）での働き
体調リズムの調節，疾病予防や改善，老化防止，免疫賦活
機能性食品（特定保健用食品）
健康補助食品

　そこで，同研究班ではこうした食の機能に特化した食品，すなわち機能性食品の開発に乗り出した。1991年，食の三次機能に特化した食品として，特定保健用食品（通称，トクホ）が誕生した。「おなかの調子を整える食品」，「血糖値が気になり始めた方の食品」，「血圧が高めの方の食品」などといった，健康表示（health claim）を記載することができる。そのためには，臨床データを提出する必要があり，国立健康・栄養研究所と厚生労働省の委員会で審査され，最終的に消費者庁に申請されて許可が下りる。次に，「特定の栄養成分を含むものとして，内閣総理大臣が定める基準に従い，当該栄養成分の機能を表示するもの」と定義された栄養機能食品があり，ミネラル5種類（Ca, Fe, Zn, Cu, Mg），各種ビタミン12種類などが認可されている（詳しくは第1章参照）。前述の特定保健用食品と併せて，保健機能食品として分類されている（図2-5）。それ以外は一般食品となり，"いわゆる健康食品"はそのなかに含まれる。

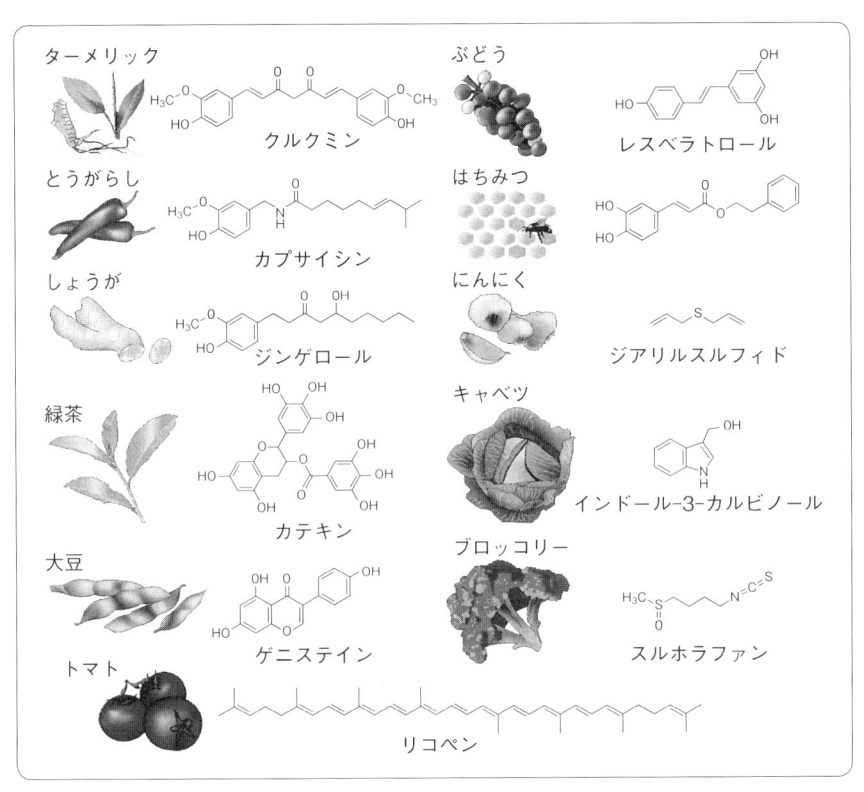

図 2-4　果物や野菜に含まれる生理活性物質

Nat Rev Cancer, Suhr, Y.-J. : 2003 より

ターメリック　クルクミン
ぶどう　レスベラトロール
とうがらし　カプサイシン
はちみつ
しょうが　ジンゲロール
にんにく　ジアリルスルフィド
緑茶　カテキン
キャベツ　インドール-3-カルビノール
大豆　ゲニステイン
ブロッコリー　スルホラファン
トマト　リコペン

医薬品*	食　品*		
	保健機能食品		一般食品 （いわゆる健康補助食品を含む）
医薬品 （医薬部外品を含む）	栄養機能食品 （ビタミン，ミネラル）	特定保健用食品	健康補助食品 （JHFA 認定マーク）

図 2-5　保健機能食品の位置づけ

*：医薬品は薬事法，食品は食品衛生法の規制を受ける．

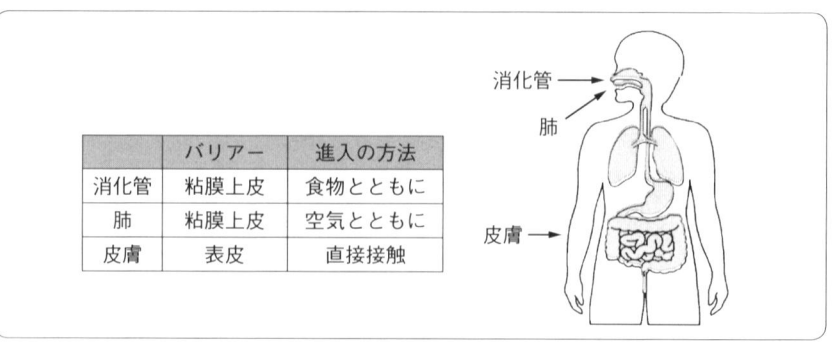

	バリアー	進入の方法
消化管	粘膜上皮	食物とともに
肺	粘膜上皮	空気とともに
皮膚	表皮	直接接触

図2-6　外界からの異物（外敵）の進入経路

(2) 食と免疫

　昨今，食と健康に関する話題には事欠かない。われわれの生体は外界からの異物に対して，免疫系による生体防御システムを有しており，直接外界と接している皮膚や気道粘膜，消化管粘膜を介して，異物の侵入を防いでいる（図2-6）。なかでも消化管は最大の免疫系を有しており，食事とともに入ってくる無数の抗原に対し，有害なものは免疫グロブリンA（IgA）などの粘膜免疫機構により排除される。しかしながら，生体にとって有益なものは排除することなく，積極的に取り入れる特殊なメカニズムを有している（図2-7）。これは経口免疫寛容（oral tolerance）と呼ばれており，消化管に特有の免疫機能と考えられている。免疫応答が抗原投与ルート（静脈内，腹腔内，皮内など）によって異なることは，ずいぶん昔から知られていたが，1946年，Chaseらは，モルモットを使った抗原（ハプテンDNFB）感作による接触性皮膚炎モデルで，同抗原を経口的に投与することにより，皮膚炎を抑制することができたと報告した。この免疫寛容が正常に機能することにより，われわれの健康状態が維持されるが，この機構に異常がみられるとアレルギーや自己免疫疾患などが出現すると考えられている。

　次に，消化管の粘膜免疫機構について，自然免疫と獲得免疫について概説する。

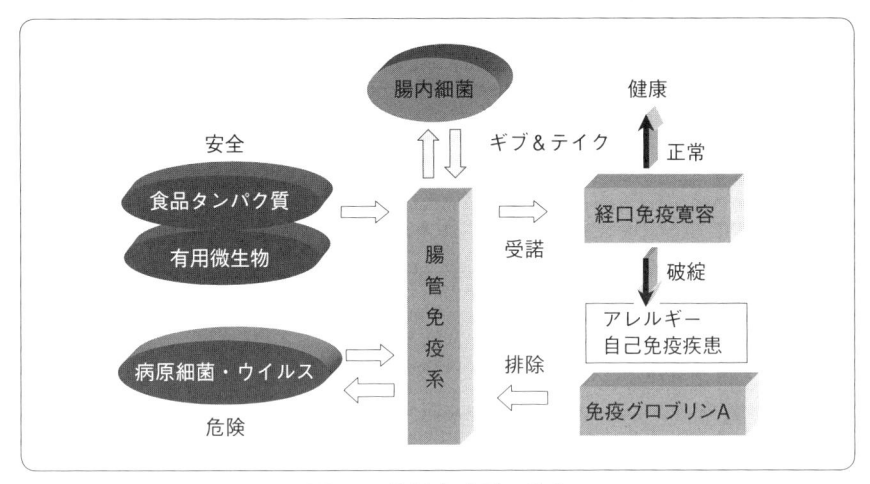

図 2-7　腸管免疫系の働き

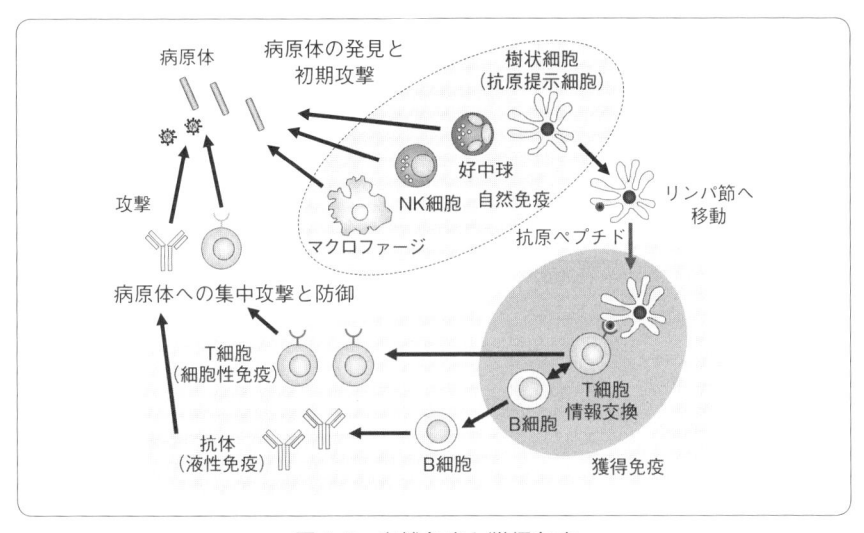

図 2-8　自然免疫と獲得免疫

審良による

　消化管粘膜のバリア機構として，侵入した微生物に対して，まず第一線の防御の自然免疫（innate immunity）系が働く（図2-8）。粘膜の表面を覆っている

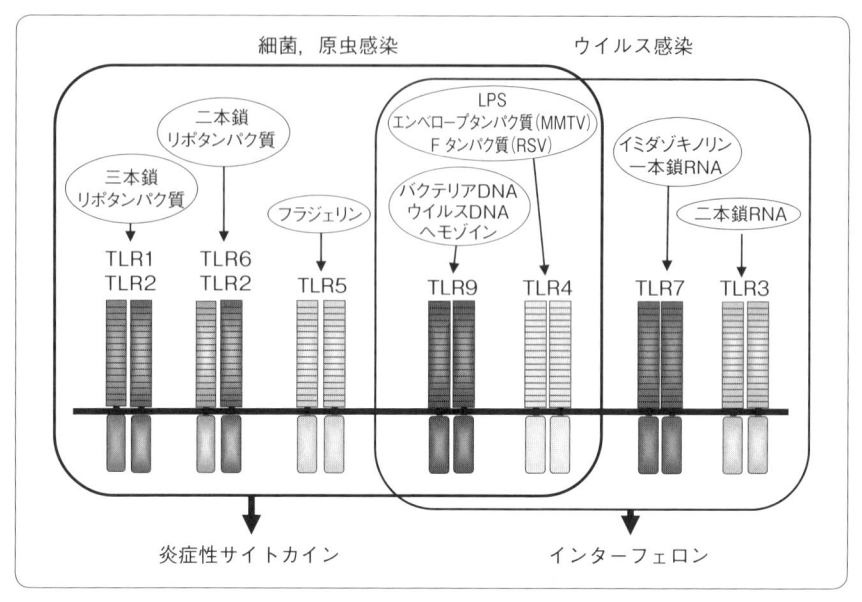

```
                 細菌，原虫感染              ウイルス感染
                                    LPS
              二本鎖              エンベロープタンパク質(MMTV)
            リポタンパク質            Fタンパク質(RSV)        イミダゾキノリン
                                                    一本鎖RNA
      三本鎖                   バクテリアDNA
    リポタンパク質      フラジェリン     ウイルスDNA                 二本鎖RNA
                                  ヘモゾイン

      TLR1     TLR6                                  TLR7    TLR3
      TLR2     TLR2      TLR5      TLR9    TLR4


            炎症性サイトカイン              インターフェロン
```

図 2-9　TLR ファミリーとそのリガンド

審良による

　粘液層に存在するディフェンシン (defensin) などの抗菌ペプチド，ラクトフェリン (lactoferrin)，リゾチーム (lysozyme)，インターフェロン (interferon)，補体などの可溶性タンパク質が働き，続いて樹状細胞 (dendritic cell)，マクロファージ，ナチュラルキラー (NK) 細胞が作用する。これまでに自然免疫における非自己 (異物) の認識機構については，まったくのブラックボックスであったが，1990年後半に toll-like receptor (TLR) の発見により，その認識機構が明らかとなってきた。現在，ヒトでは10種類の TLR (TLR10 は詳細不明) が存在することが知られている (図2-9)[8]。TLR の各サブファミリーは，微生物センサーとして認識するリガンドに応じて異なる細胞内局在を示す。微生物由来の糖，脂質成分を認識する TLR1, 2, 4, 6 は主に腸管上皮細胞の膜表面に局在し，微生物由来の核酸を認識する TLR3, 7, 8, 9 は主に細胞内エンドソーム内に局在している。菌の鞭毛構成タンパク質であるフラジェリン (flagel-

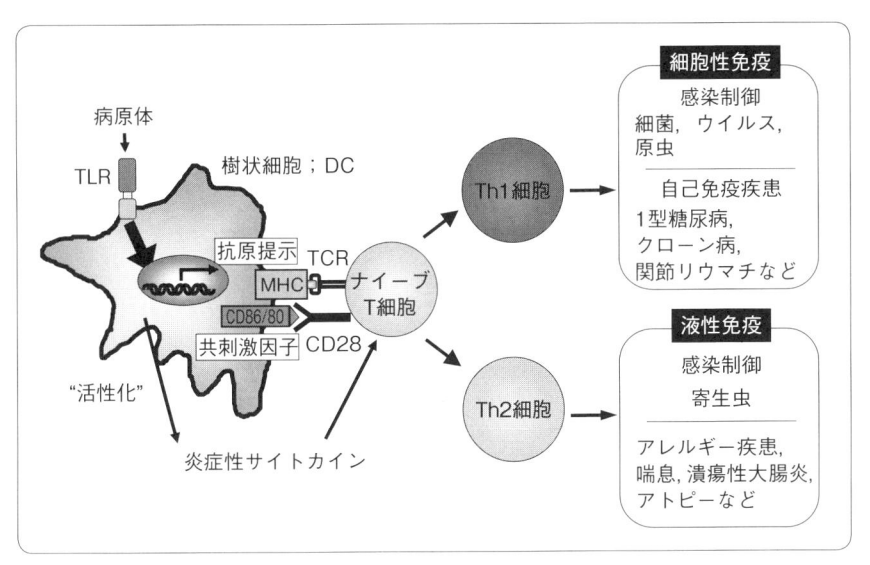

図 2-10　TLR による樹状細胞活性化の T 細胞分化における役割

lin) を認識する TLR5 は腸管上皮の基底膜に発現しており，菌が粘膜内に侵入してはじめて認識される。

　以上のごとく，自然免疫系は TLR を介して微生物を特異的に認識するとともに，さらに獲得免疫（acquired immunity）系の活性化をも制御していると考えられている（図 2-8）。樹状細胞は自然免疫と獲得免疫の橋渡しをする細胞であり，特定の抗原をその抗原特異的な T 細胞に提示して活性化させる抗原提示細胞（antigen presenting cell：APC）としての機能を有している。T 細胞の活性化には T 細胞レセプターを介した，主要組織適合遺伝子複合体（major histocompatibility complex：MHC）抗原による抗原提示（主刺激）のみならず，共（副）刺激分子とそのリガンドとの相互作用が必要である。T 細胞上には LFA-1 や ICAM-1，VLA-4，VCAM-1 などのいくつかの重要な接着分子があることが知られているが，なかでも注目すべきは CD28 分子を介する刺激である（図 2-10）。CD28 からのシグナルは休止期の T 細胞を効率よく活性化させることができる。樹状細胞によって活性化された T 細胞（$CD4^+$ T 細胞）は

ヘルパーT細胞と呼ばれ，エフェクター細胞へと分化して機能を発揮する。エフェクターT細胞にはTh1とTh2の2種類があり，前者はTh1サイトカイン（IL-12, IFN-γ）を分泌して細胞性免疫を賦活し，後者はTh2サイトカイン（IL-4, IL-5）を分泌して抗体産生を促す液性免疫を司る。

　消化管では抗原の感作（認識）の場として，特異なリンパ組織（gut-associated lymphoid tissue：GALT）が構築されている。特に，Peyer's patch（パイエル板）と呼ばれる抗原取り込み装置が存在し，その管腔側は絨毛に覆われずにドーム状となっており，この領域に抗原を積極的に取り込むM細胞が高率に分布している。また，この上皮細胞層の直下には，すぐに免疫応答が開始できるよう樹状細胞やリンパ球が集積している。また，ドーム領域の下方にはB細胞の発育に欠かせない胚中心である濾胞域が存在し，濾胞周囲にはT細胞領域が存在する。こうした誘導組織（inductive tissue）でsurface IgA$^+$前駆B細胞や細胞傷害性前駆T細胞が産生され，同前駆細胞が汎粘膜免疫機構（common mucosal immune system：CMIS）を介して，実効組織（effector tissue）にホーミング（下記参照）し，前者は形質細胞へと分化してIgAを産生し，後者は抗原特異的な細胞傷害性T細胞へと分化する。

　一方，活性化T細胞が機能を果たした後に，その表面に出現する接着分子CTLA-4（CD152）は，その活性化に歯止めをかける負のシグナルの受容体であることが知られている。

　さて，先に述べたように，われわれの消化管は大量に流入する食餌抗原やそこに生息している腸内細菌（約100兆個）由来の多くの抗原に曝されているが，通常それらに対して免疫応答を惹起しない，いわゆる寛容状態になっている。別の言い方をすれば，生理的状況下の消化管では，ある程度コントロールされた炎症が常に起こっているが，常にそれを制御するシステムが稼動していると考えられる。すなわち，その司令塔たる樹状細胞（不完全成熟）はナイーブT細胞をIgA産生のTh2タイプにシフトさせ，かつ制御性T細胞（Treg, Tr1, Th3）による負の免疫応答を誘導して腸管のホメオスタシスを維持していると考えられる（図2-11）[9]。

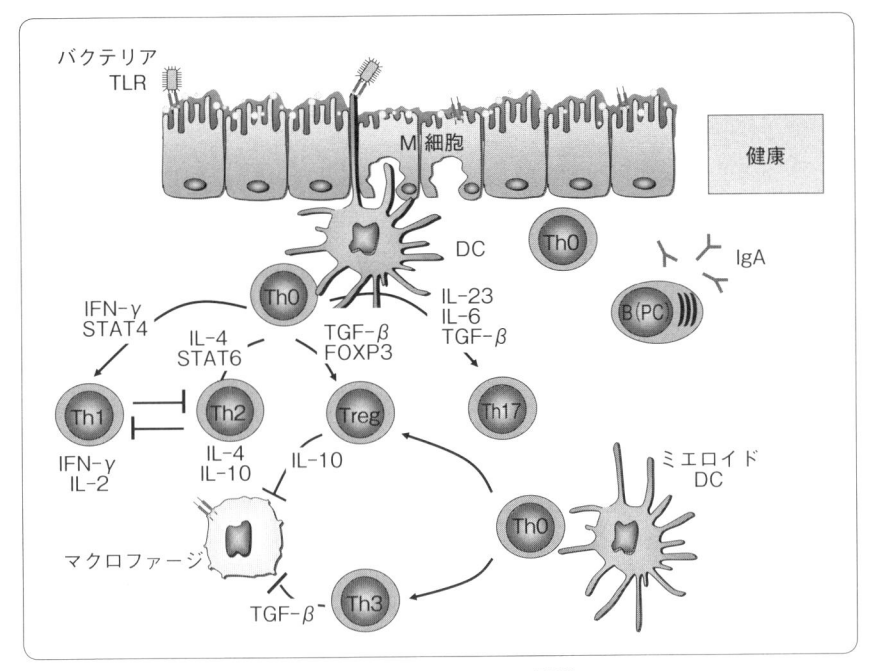

図 2-11　腸管粘膜免疫機構

Baumgart と Carding による

　次に，消化管の粘膜免疫系のなかで重要な役割を演じている腸内細菌について述べる。

　われわれの体内に生息する腸内細菌は 500 種類，100 兆個も存在し，重さにして実に 1.0～1.5 kg に及ぶとされ，消化管の免疫機能と密接に関連している。腸内細菌は体にとって，健康の維持に働く有用な菌（いわゆる"善玉菌"）と有害な菌（"悪玉菌"）とから構成されており，通常，両者が一定の程よいバランスで生息し，細菌叢（腸内フローラ）を形成している。そして，このバランスは老化，薬物（抗生物質，抗がん剤など），疾病，欧米型の食物やストレスなどの種々の要因で変化し，そのバランスを"悪玉菌"のほうに傾けて，さまざまな疾病に導く。"善玉菌"としては乳酸桿菌，乳酸球菌やビフィズス菌などの乳酸菌が，"悪玉菌"としてはウェルシュ菌，大腸菌，ブドウ球菌，緑膿菌などが

あげられる。

　われわれの生体にとって当然，異物であるはずの腸内細菌は，免疫系によって排除されることなく，腸内という特殊な環境のなかで"共生"している。これも免疫寛容という現象であり，ここにギブ－アンド－テイクの契約が成立している。そして，われわれの体のなかで，こうした契約を結べる場所は腸管以外にないと考えられる。

　それでは，われわれの生体は腸内細菌に対して，何を与えて（ギブ），その見返りに何をもらう（テイク）のであろうか。腸内細菌も生き物である以上，当然エサが必要である。通常は食物の未消化の成分，すなわち残りかす（残飯）である。しかしながら，残りかすとはいえ，"善玉菌"と"悪玉菌"では好みが違う。一般に，前者は植物由来のものを，後者は動物由来のものをエサとしている。その見返りも"善玉""悪玉"という言葉が使われるように異なっている。

　食物繊維（ファイバー）をエサとする"善玉菌"である乳酸菌は乳酸，酢酸や酪酸などの有機酸を生成し，腸内のpHを低下させて酸性にすることにより，腸管の動き（蠕動）を活発にして便通を促している。さらに，こうした酸性の腸内環境はアンモニア，インドールなどを産生する"悪玉菌"の繁殖を抑制して，腸内フローラのバランスを保っている。また，小腸の乳酸桿菌にはインターフェロンを増やして免疫力を高める働きがあることが報告されている。

　一方，ストレスや体力の低下したときには"悪玉菌"が優勢になり，免疫力が低下する。また，脂肪や肉（動物性タンパク質）が主体の欧米型の食事を好んで摂っていると，大腸がんが出現しやすいと言われている。すなわち，脂肪を多く摂取すると，消化のために必要な胆汁酸が多く分泌され，高脂肪食を続けていると胆汁酸をエサとする"悪玉菌"が盛んに増殖する。この"悪玉菌"の作用によって，胆汁酸から発がん物質が産生されることが報告されている。また，動物性タンパク質を多く摂取すると，消化吸収しきれずに残ったタンパク質をエサにする"悪玉菌"が増える。動物性タンパク質を構成するトリプトファンというアミノ酸からは，"悪玉菌"の作用で発がん性物質のインドールが産生される。

内臓脂肪型の肥満を伴うメタボリックシンドローム（メタボ）は，高血圧や糖尿病などの予備軍として最近注目されているが，同じような話として，メタボの人はそうでない人に比べて，明らかに大腸がんにかかる率が高いとされている。おそらく，乳がんや前立腺がんも同様に欧米型のライフスタイルが関係すると考えられている。以上のようなことが，がんが生活習慣病と言われる所以であり，腸内フローラのバランスが崩れることにより，免疫力が低下して発がんに対するリスクが増えると考えられる。さらに老化，すなわち高齢になれば"悪玉菌"が増えることも知られており，発がんのリスクは年とともに増大することになる。

（3）機能性食品について
1）プロバイオティクス

　腸内フローラの"悪玉菌"に傾いたバランスを"善玉菌"のほうへ修正しようとする考え方がある。プロバイオティクス（probiotics）やプレバイオティクス（prebiotics）と呼ばれる。プロバイオティクスは通常は生きた"善玉"の細菌(群)を経口的に投与する方法である。"善玉菌"の代表選手である乳酸菌を多く含む食品には，ヨーグルトやチーズなどの動物由来のもののほかに，味噌，納豆，漬物などの植物由来のものがある。プロバイオティクスとしては，以下の条件を満たす必要がある。

① ヒトに生息する常在微生物（細菌）であること
② 胃酸や胆汁酸などの消化酵素に耐えて生存できること
③ 消化管内で増殖が可能であること
④ 便秘を改善したり，"悪玉菌"を減らして有害物質の産生を抑えるといった有用性があること
⑤ 医薬品や食品として安全性が高いこと

　一方，プレバイティクスは"善玉菌"の餌にあたる食物繊維（オリゴ糖など）を投与して腸内環境を整えることにより，"善玉菌"の増殖を促したり，その活性を高める方法である。両者はしばしば併用されて，シンバイオティクス

(synbiotics) と呼ばれている。

以上のように，腸内細菌をターゲットにした食品に次のような効果が期待されている。

① 腸蠕動を促し，便秘を改善させる（整腸作用）
② 免疫機能を高めて，大腸がんなどの発がんを抑制する
③ 血中コレステロールを低下させる
④ 胃・十二指腸潰瘍や胃がんの原因となるヘリコバクターピロリ菌を減少させる
⑤ 歯周病や虫歯に対する予防効果
⑥ 血圧降下作用
⑦ 抗アレルギー作用

2) 免疫栄養

次に，術後の合併症軽減を目的とした治療戦略のひとつである免疫栄養（immunonutrition）について述べる。術後に，特にがん患者においては，免疫機能が低下して種々の合併症を引き起こすことが知られており，かつては中心静脈栄養法（total parenteral nutrition：TPN）が，特に消化管の吻合を伴う消化器外科領域で盛んに行われた時期があった。しかし絶食期間が長くなると，腸管粘膜上皮の萎縮をきたして粘膜防御機構が低下し，さらに腸内細菌叢がアンバランスとなってバクテリアルトランスロケーション（bacterial translocation：BT）から敗血症へと重篤な合併症を起こすことが判明し，可及的早期からの経腸栄養が推奨されるようになった。

こうしたなかで周術期に腸管粘膜免疫を活性化して術後の合併症を減らそうという試みがなされた。例えば，大腸がんで手術を受けた場合を想定してみると，患者は種々の要因（担がん状態，手術，全身麻酔による身体的・精神的ストレス，低栄養，術前の治療，加齢など）で免疫機能が低下している。そこで術前・術後の周術期に通常の経口栄養剤に各種の有効成分〔n-3系脂肪酸，食物繊維，オリゴ糖，アルギニン，グルタミン，核酸，微量金属（Zn, Cu, Mn, Se）など〕を加えた免疫栄養を行う。その結果，術後感染症の頻度を低下させることによ

り,在院日数を短縮し,結果として医療費削減につながるという多くの報告がなされている。

　免疫栄養の各主成分について,その機能を述べる。まずn-3系脂肪酸は,これを多く含む魚油を多量に摂取するイヌイットで,脳血管障害や心血管障害,アレルギー疾患が少ないと報告され,n-3系脂肪酸の効果が注目された。n-6系脂肪酸であるリノール酸はアラキドン酸に代謝され,さらにロイコトリエン,トロンボキサンA_2などのエイコサノイドを生成する。ロイコトリエンは好中球を活性化させて炎症を促進させ,トロンボキサンA_2は血小板凝集作用を発揮して,脳梗塞や心筋梗塞を惹起する。一方,n-3系脂肪酸のリノレン酸は,その代謝産物であるエイコサペンタエン酸(eicosapentaenoic acid:EPA)やドコサヘキサエン酸(docosahexaenoic acid:DHA)が,n-6系の代謝反応を競合的に阻害して,炎症や血小板凝集を抑制する。さらに,免疫系に対する効果も報告されている。n-6系脂肪酸は,免疫担当細胞の細胞膜脂質の構成成分をアラキドン酸優位とし,この状態に抗原刺激が加わると,プロスタグランジンE_1,E_2が産生される。その結果,細胞性免疫,液性免疫がともに抑制されることになる。さらに,ロイコトリエンB_4には,制御性のT細胞を増強する作用も報告されている。一方,n-3系脂肪酸は,プロスタグランジンE_2やロイコトリエンB_4の産生を抑制し,プロスタグランジンE_3やロイコトリエンB_5の産生増加も相まって,細胞性免疫が賦活化される。しかしながら,n-6系脂肪酸のロイコトリエンB_4には,白血球の活性化やNK細胞の増強作用もあり,n-6系,n-3系のエイコサノイドがバランスよく作用することで,免疫調節がされていると考えられている。

　次に,食物繊維の効果についてであるが,手術や外傷などの侵襲時には,絶食下でTPNが施行されるが,そうした状況では腸管粘膜が萎縮して粘膜免疫能が低下し,粘膜防御機構が破綻した結果,BTが起こる。したがって,経静脈的ではなく経腸管的な栄養のほうがベターとされるが,経腸栄養に食物繊維を加えることにより,腸管粘膜免疫が賦活化されることが報告され,注目されている。

食物繊維は不溶性と水溶性に分けられる。不溶性繊維は糞便量を増加させ、腸管蠕動を亢進させ、便秘を解消する。一方、水溶性繊維であるオリゴ糖は直接ビフィズス菌により選択的に摂取され、善玉菌であるビフィズス菌優位の腸内環境とする。すなわち、これらが産生する短鎖脂肪酸である乳酸、酪酸は、結腸における主たるエネルギー源であると同時に、腸内を弱酸性にして、クロストリジウムなどの腐敗菌の増殖を抑制する。また、結腸から吸収された短鎖脂肪酸は回腸、上行結腸に存在するL細胞を刺激して腸管粘膜を増殖させ、BTの発生を抑制する。

次に核酸の作用であるが、核酸は通常、経口摂取で必須の物質ではない。種々の中間体から $de\ novo$（新規）合成できるが、手術や外傷などの侵襲時には異化が亢進し、核酸の $de\ novo$ 合成が障害されるため、外因性に核酸を投与する意義がある。食べ物に含まれる核酸は、プリンやピリミジン体へと分解され、大部分は尿酸として排泄され、組織の核酸には組み込まれないと考えられているが、非経口的に投与されたものについては、組み込まれることがわかっている。しかしながら、免疫栄養として投与された核酸がどのような形で取り込まれ、腸管粘膜の増殖や免疫担当細胞の活性化に寄与するかについては、十分わかっていない。

アルギニンはシトルリンから腎臓で産生される非必須アミノ酸で、敗血症や外傷などのストレス時に、その合成が低下する。さらに、タンパク質合成に必要なポリアミンや核酸の前駆体であり、また一酸化窒素の前駆体でもある。その結果、リンパ球の分化・増殖を促す。また、脳下垂体に作用して、成長ホルモンやプロラクチンの分泌を促し、タンパク質合成を促進する。グルタミンも同様な作用が報告されているが、さらに粘膜免疫機能を改善させ、BTを改善させる効果も報告されている。

最後に、亜鉛、銅、マンガン、セレンなどの微量元素について述べる。好中球やマクロファージは、生体内で活性酸素を産生して殺菌作用を発揮するとともに、不要となったタンパク質の破壊に不可欠である。しかし過剰に産生された活性酸素は、膜の脂質を過酸化して損傷させ、発がんや老化、動脈硬化、肝

障害，糖尿病，アレルギーを惹起する。そこでこうした微量元素は，スカベンジャーと称される酵素の活性部位に結合して，活性酸素を中和して敏速に消去することにより，臓器障害の発生を防止している。さらにタンパク質代謝にも寄与しており，例えば，銅はカルシウムとともに，創傷部におけるコラゲナーゼ活性の維持に不可欠であるし，亜鉛は創傷治癒に重要な役割を演じている。また，鉄は赤血球のヘモグロビンの構成成分として，創傷局所に酸素を運搬する重要な働きをしている。

(4) "いわゆる健康食品 (サプリメント)" について

ところで，機能性食品のなかで大半を占めているのは，"いわゆる健康食品"，すなわち"サプリメント"であり，最近，多くの人々の関心事となっている。サプリメントは，その利便性と健康ブームを受けて，健康食品の売り上げ（年間1兆数千億円規模，薬剤は約6兆円）は年々，右肩上がりの傾向を示している（序章参照）。よく使われているサプリメントとして，ビタミンC，ビタミンE，ポリフェノールなどの抗酸化物質や免疫賦活効果を有するキノコの成分（α，βグルカンなど），天然植物・動物由来のものなどがある。外見上は薬と同様（カプセル，錠剤，顆粒，粉末などの形状）のサプリメントは有効成分が薬剤のように単一ではなく，通常いくつかの複合物から成っている。食品のロット差がなく，その品質が常に保証されるための管理が重要である。さらに，不純物などの混入についても厳しい安全性のチェックが必要となる。

しかしながら，サプリメントの健康被害は後を絶たず，例えば中国から個人輸入された減量のための薬草に N-ニトロソフェンフルラミンが混入しており，急性肝障害が引き起こされ，そのうち2人が脳症となり，1人は肝移植を受け，1人は死亡するという重大な事件が発生した。これは一例にすぎず，厚生労働省は度重なるサプリメントによる被害状況を受けて，2005年2月，"いわゆる健康食品"に対する，医薬品に準じた適正製造規範（good manufacturing practice：GMP）のガイドラインを設けて品質を保証して差別化を図ろうという動きをみせている。また，"健康食品管理士"認定制度も発足している。

さらに，サプリメントは薬剤との相互作用にも注意が必要である。薬剤の多くが肝臓内の水酸化酵素ファミリー，シトクロム P-450（CYP）で代謝され排泄されることが知られている。薬剤がどの種のCYPで代謝されるかはわかっているが，サプリメントについてはほとんどわかっていない。サプリメントと併用薬剤とが共通のCYPで代謝される場合，ある種のサプリメントではCYPを誘導し薬剤の血中濃度を低下（薬効を下げる）させ，またある種のサプリメントではCYPを阻害することにより，薬剤の血中濃度を上昇（薬効を上げる）させることが知られているので注意が必要である（薬剤との相互作用に関する詳細は，第3章を参照されたい）。

また，抗がん剤治療中に抗酸化サプリメント（ビタミンC, Eやポリフェノールなど）を併用することにより，抗がん剤の作用を減弱させる可能性がある。活性酸素を発生させて抗がん作用を発揮する，アントラサイクリン系薬剤，アルキル化剤，白金錯化合物，トポイソメラーゼ阻害剤などを用いている場合は，抗酸化サプリメントの使用は控えたほうがよいと考えられる。放射線治療もこの範疇に入る。しかし，活性酸素の関与が少ない抗がん剤，代謝拮抗剤，アルカロイド系薬剤では抗酸化サプリメントとの相互作用は少ないと考えられる。

最近，サプリメントのなかで興味ある話題がある。フレンチパラドックス（一般に，乳脂肪摂取量と心筋梗塞による死亡率は相関するが，フランスでは乳脂肪摂取量が多いにもかかわらず，心筋梗塞による死亡率が比較的少ない。この説明として，フランス人は赤ワインの消費量が多いからであろうと考えられている）で有名になった赤ワインの主たる生理活性物質のレスベラトロールが長寿遺伝子（酵母ではSir2，哺乳類ではSirt1）を活性化するという。"腹八分目"の言葉どおり，カロリー制限（calorie restriction）をすると，動物実験で寿命が延びることが知られている。赤ワインのレスベラトロールはSirt1を活性化して，ちょうどカロリー制限状態を模倣する成分として期待された。これはマウスの実験系で確かめられた[10]。50週齢のB6マウスをSD群（スタンダード食），HC群（脂肪を多く含む高カロリー食），HCR群（HC+0.04%レスベラトロール）の3群に分け，それぞれ約1年間摂食させる。その結果，HC群はSD群に比して有意に寿命

が短かったが，HCR群ではSD群とほぼ同様の寿命であった。長寿遺伝子Sirt1は，さまざまな臓器，組織，細胞に対して理想的な形で代謝を制御している。

6．おわりに

　以上，食（品）が栄養面としての一次機能，感覚面での二次機能に加えて，生体の制御・防御を司る三次機能という重要な働きを有していることを，主として消化管の粘膜免疫機能とのかかわりから解説した。三次機能に特化したサプリメントを含む食品を現行の医療中に補完医療として導入するためには，今後，特定の機能について，その有効性をきっちりとした臨床試験で検証していかなければならない。

文　献

1) Eisenberg D. M., Kessler R. C., Foster C. et al.：Unconventional medicine in the United States. Prevalance, cost, and pattern use. N Engl J Med, 1993；328；246-252.
2) Eisenberg D. M., Davis R. B., Ettner S. L. et al.：Trends in alternative medicine use in the United States, 1990-1997. JAMA, 1998；280；1569-1575.
3) Hyodo I., Amano N., Eguchi K. et al.：Nationalwide survey on complementary and alternative medicine in cancer patients in Japan. J Clin Oncol, 2005；23；2645-2654.
4) 厚生労働省がん研究助成金「がんの代替療法の科学的検証と臨床応用に関する研究」班（編）：がんの補完代替医療ガイドブック（第3版），2012.
5) Deng G. E., Frenkel M., Cohen L. et al.：Evidence-based clinical practice guidelines for integrative oncology：complementary therapies and botanicals. J Integ Med, 2009；7；85-120.
6) 緩和医療学会（編）：がん補完代替医療ガイドライン（第1版），2009.
7) Swinbanks D. and O'Brien J.：Japan explores the boundary between food and medicine—fishoil miracle additive brings benefits to some. Nature, 1993；364；180.
8) Takeda K., Kishimoto T. and Akira S.：Toll-like receptors. Annu Rev Immu-

nol, 2003；20；335-376.
9) Baumgart D. C. and Carding S. R.：Inflammatory bowel disease：cause and immunology. Lancet, 2007；369；1627-1640.
10) Baur J. A., Pearson K. J., Price N. L. et al.：Resveratrol improves health and survival of mice on a high-calorie. Nature, 2006；444；337-342.

第3章
サプリメントと薬の相互作用

今 西 二 郎*

　本章では，サプリメントと医薬品の相互作用について説明をしていくことから，まず薬が服用されてから，体内から消えていくまでの動態，薬の作用のしくみについて述べていく。また，サプリメントも，広くは薬のひとつと考えられなくもないので，薬の体内動態や作用機構は，サプリメントと同じとみなしてもよい。したがって，ここではサプリメント，薬，食品など包括的に記述していくことになり，読者には多少の混乱を生ずるかもしれないが，その点，ご容赦願いたい。

1. 薬物動態

　薬を服用した後の，体内での動きを考えてみる。まず，口から入った薬は胃の中で溶け，腸管に入って，単純拡散，能動輸送，膜輸送などのさまざまな機構により，主に小腸粘膜上皮細胞を通過することで，腸管粘膜から吸収（absorption）される。吸収された薬物は，一部再度，細胞外へトランスポーターにより排出され，完全に吸収される薬物は，むしろ少ないとされている。
　吸収された薬は，血管の中に入る。これらの薬物分子には，アルブミン，$\alpha 1$-酸性糖タンパク質と可逆的に結合するもの（結合型）と，しないもの（遊

＊　明治国際医療大学附属統合医療センター

離型）がある。いずれにしても，これらの薬物は循環器系にのって，全身に行き渡る。これを薬物の分布（distribution）という。結合型の存在比率をタンパク質結合率といい，薬物によりほぼ一定である。結合型は一般に血管から組織中に出ていけないので，薬物の作用を発揮することができない。もし，何かの原因でタンパク質結合率が変わると，薬物としての作用が弱まることがある。

　ついで，一部の薬物は肝臓に行き，代謝（metabolism）を受ける。代謝の様式として，酸化還元，抱合，加水分解などがある。ここでほとんどの場合，薬物は不活性化される。これを初回通過効果（first pass effect）と言う。しかし，一部の薬物については，反対に活性化されることもある。このような薬物をプロドラッグと言う。すなわち，意図的に効力のない薬物を作製しておき，服用後，肝臓での代謝を受けて効力のある薬に変化させるのである。このほうが，副作用を少なくすることができるなどの利点がある。

　代謝を受けて変化した薬物，あるいは代謝を受けていない未変化の薬物は，全身をめぐった後，腎臓に行き，排泄（excretion）される（図3-1）。

　このように，薬物は吸収（absorption），分布（distribution），代謝（metabolism），

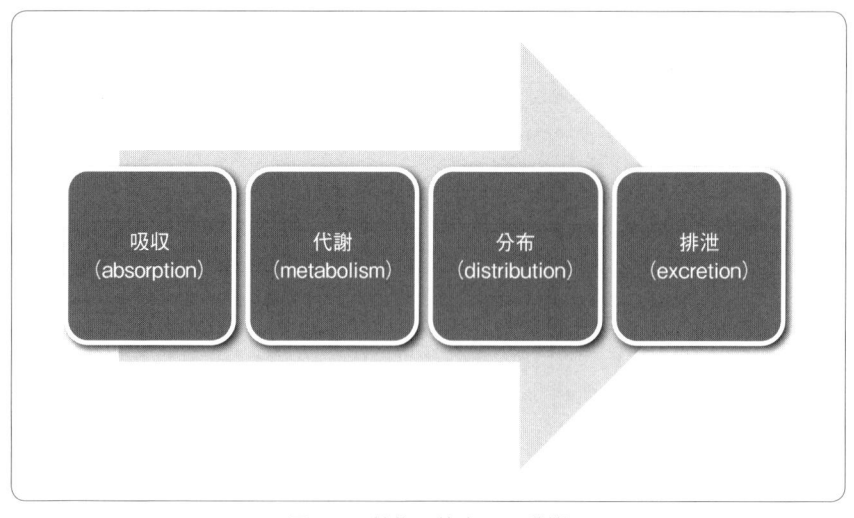

図 3-1　薬物の体内での動態

排泄(excretion)という過程を経ていくのである。これを"ADME(アドメ)"と言う。

　薬物の一部は，肝臓で代謝されて薬効のないものに変化するが，大部分は循環系にのって，全身に分布する。このようにして分布していった薬物が，実際の薬物としての効力を発揮するのである。投与された薬物量に対する実際に体内に分布した薬物の量の比を生体利用率(bioavailability)と言う。生体利用率は，薬物の効き目の程度を表している。すなわち，このことは，服用された薬物がすべて体内で利用されているのではないことを示している。

　以上で説明したように，いったん体内に入った薬物は代謝・排泄され，血液中の濃度は時間を経るにしたがって低下していく。この低下の速度を生物学的半減期で表す(図3-2)。すなわち，血中濃度が半分になる時間によって示すことができる。薬物が代謝・排泄されにくければ半減期は長くなり，長時間効果が持続することになる。半減期は薬物ごとにほぼ一定であり，肝臓や腎臓の障害があると，薬物が代謝・排泄されず，血中濃度が高いまま保たれることにな

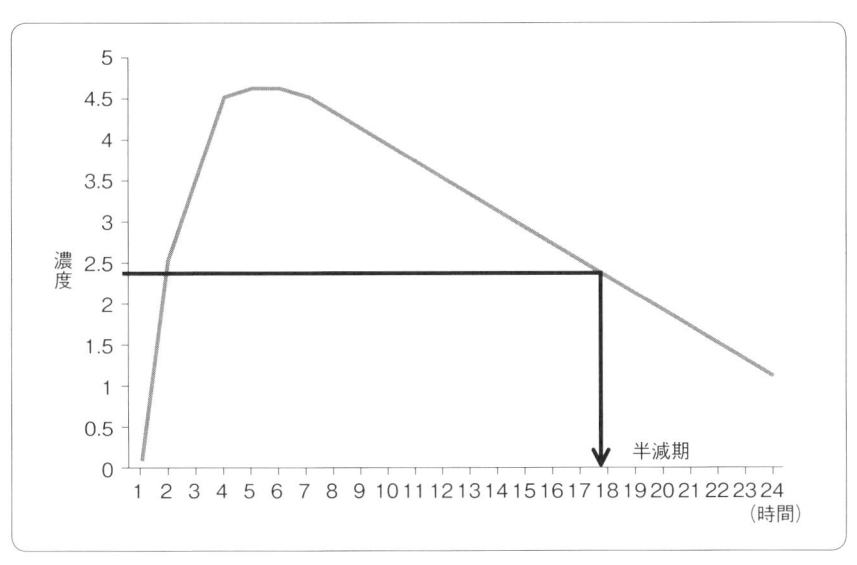

図3-2　薬物の血中濃度の推移

さて，薬物の代謝は肝臓で行われるが，これには多くの酵素が関与している。主な薬物代謝酵素としては，チトクローム P-450（CYP）がよく知られている。CYP には，約 30 種のアイソザイムがある（表3-1）。このなかでも，CYP3A4 は薬物代謝に極めて重要な酵素である。

表3-1 代表的なチトクローム P-450 薬物代謝酵素

ファミリー	サブファミリー	遺伝子	基質となる薬物	代表的阻害剤	代表的誘導薬
CYP1	CYP1A	CYP1A1	ベンゾピレン	ニューキノロン系抗生物質，シメチジン，メトキサレン，エリスロマイシン，タクリン	多環式芳香族炭化水素（タバコの煙中の発がん物質，オメプラゾール，フェノバルビタール，リファンピシン
		CYP1A2	カフェイン，プロプラノール，テオフィリン，フェナセチン，タクリン，エストラジオール，リドカイン，ベラパミル，R-ワルファリン		
CYP2	CYP2A	CYP2A6	クマリン		
		CYP2A7	クマリン		
	CYP2B	CYP2B1/2	ヘキソバルビタール		
		CYP2B6	シクロホスファミド		フェノバルビタール
		CYP2B7	シクロホスファミド		
	CYP2C	CYP2C8	ワルファリン，トルブタミド	スルファフェナゾール，シメチジン	リファンピシン，フェノバルビタール

表3-1 (つづき)

ファミリー	サブファミリー	遺伝子	基質となる薬物	代表的阻害剤	代表的誘導薬
CYP2	CYP2C	CYP2C9/10	フェニトイン，S-ワルファリン，ジクロフェナク，フェニルブタゾンなどのNSAIDs*，スルフィンピラゾン，ブコローム，ベンズブロマロン，ピロキシカム，テトラヒドロカンナビノール，トルブタミド	スルファメトキサゾール，アミオダロン，シメチジン，フルコナゾール，ロバスタチン，スルファフェナゾール，スルフィンピラゾン	リファンピシン，フェノバルビタール，フェニトイン
		CYP2C19	ジアゼパム，オメプラゾール，イミプラミン，S-メフェニトイン，ヘキソバルビタール，R-メフォバルビタール，プログアニル，エトイン	オメプラゾール，フルボキサミン，シメチジン，フェルバメート，フルオキセチン，トラニルシプロミン	リファンピシン，フェノバルビタール，カルバマゼピン
	CYP2D	CYP2D6	イミプラミン，プロプラノロール，キニジン，コデイン，デキストロメトルファン，フレカイニド，フェンホルミン，スパルテイン，チオリダジン，デブリソキン	キニジン，プロパフェノン，シメチジン，フルオキセチン，パロキセチン，ペルフェナジン，ハロペリドール，アミオダロン，フルボキサミン，オメプラゾール，プロポキシフェン，セルトラリン	カルバマゼピン

*NSAIDs：非ステロイド性抗炎症薬。

表3-1 (つづき)

ファミリー	サブファミリー	遺伝子	基質となる薬物	代表的阻害剤	代表的誘導薬
CYP2	CYP2E	CYP2E1	エタノール,ハロタン,クロルゾキサゾン	クロルメチアゾール,ジエチルジチオカルバメート,ジスルフィラム	エタノール,イソニアジド
CYP3	CYP3A	**CYP3A4**	ニフェジピンなどのカルシウム拮抗薬,マクロライド系抗生物質(エリスロマイシン),HIVプロテアーゼ阻害剤(サキナビル),シクロスポリン,タクロリムス,トリアゾラム,ミダゾラム,カルバマゼピン,リドカイン,キニジン,テルフェナジン,エチニルエストラジオール,シンバスタチン,アミオダロン,シクロスポリン,ロスバスタチン,タモキシフェン,テルフェナジン,ベラパミル,R-ワルファリン,	エリスロマイシン,クラリスロマイシン,アゾール系抗真菌剤,シメチジン,ゲストデン,ジルチアゼム,アミオダロン,シメチジン,シサプリド,シクロホスファミド,デラビルジン,ジアゼパム,フルオキセチン,フルボキサミン,インジナビル,ロラタジン,メトロニダゾール,ネファゾドン,ネルフィナビル,プロポキシフェン,タクロリムス,トロレアンドマイシン,ベラパミル,グレープフルーツジュース	リファンピシン,フェニトイン,カルバマゼピン,フェノバルビタール
CYP4	CYP4B	CYP4B1	テストステロン		クロフィブラート

2. 薬の作用のしくみ

　薬がその効力を発揮するには，いくつかの作用機構がある。言い換えれば，体内に入った薬物が効力を発揮するためには，薬物が作用点に結合する必要がある。作用点としては，イオンチャネル，レセプター，酵素の3つが主なものである。その他，トランスポーターなども関与する。

　イオンチャネルは，細胞膜上にあるイオンを通過させるためのタンパク質でできた通路である。通路を開閉させることにより，イオンの通過を制御している。例えば，カルシウムイオンチャネルはカルシウムイオンの通過を制御し，いろいろな機能を発現する。すなわち，筋肉のカルシウムイオンチャネルが開いてカルシウムが筋肉細胞内に入れば，筋肉は収縮する。血管平滑筋細胞であれば，収縮することによって血管が細くなり，血圧が上がる。したがって，カルシウムイオンチャネルの阻害薬は，血圧を下げる効果がある。

　このようにイオンチャネルに働いて，種々の薬理学的作用をもたらす多くの薬物が知られている（表3-2）。

　もうひとつの作用点として，レセプターがある。レセプターは，細胞膜上あるいは細胞質内に存在している。レセプターにリガンドが結合すると，その情報が細胞内に伝わり，いろいろな機能が発揮される。薬物分子がレセプターに結合することにより，薬理作用が発現される。あるいは，薬物分子がレセプターに結合することにより，リガンドとなる物質の作用が抑えられて，薬理作用が出てくる場合もある。

表3-2　イオンチャネルに作用する薬物

イオンチャネル	薬物	主な薬理作用
カルシウムイオンチャネル	ベラパミル	抗不整脈作用
カルシウムイオンチャネル	アムロジピン	降圧作用
カリウムイオンチャネル	ニコランジル	血管拡張作用
カリウムイオンチャネル	グリベンクラミド	インスリン分泌促進作用
ナトリウムイオンチャネル	リドカイン	麻酔作用

表3-3 レセプターに作用する薬物

レセプター	薬物	薬理作用
インスリンレセプター	インスリン	血糖降下作用
アドレナリン β_1 レセプター	メトプロロール	血圧降下作用
アドレナリン β_2 レセプター	プロカテロール	気管支拡張作用
ドパミン D_2 レセプター	ブロモクリプチン	抗パーキンソン病作用
ドパミン D_2 レセプター	クロルプロマジン	抗統合失調症作用
ヒスタミン H_2 レセプター	シメチジン	胃酸分泌抑制,抗潰瘍作用
ヒスタミン H_1 レセプター	クロルフェニラミン	抗アレルギー,抗炎症作用
オピオイド μ レセプター	モルヒネ	鎮痛作用
ムスカリン M_3 レセプター	ブチルスコポラミン	鎮痙作用
ニコチン Nm レセプター	スキサメトニウム	骨格筋弛緩作用
ベンゾジアゼピンレセプター	ジアゼパム	鎮静作用

　前者の例としては,ブロモクリプチンがある。これは,ドパミン D_2 レセプターに結合することにより,ドパミンと同じ作用を発揮するものである。ドパミンは神経伝達物質で,パーキンソン病では脳内の濃度が低下している。そこで,ブロモクリプチンを投与すればドパミンのレセプターに結合するので,ドパミンと同様な作用が得られ,パーキンソン病の治療ができるのである。

　後者の例としては,クロルプロマジンがある。これは,ブロモクリプチンとは反対に,ドパミン D_2 レセプターに結合することにより,ドパミンが結合するのをブロックしてしまい,ドパミンの作用を抑制する。クロルプロマジンは,統合失調症の薬として使われている。

　このように,さまざまの薬物分子がレセプターに結合して,リガンドとなる生体物質の作用を高めたり抑制したりすることによって,薬理作用をもたらすのである(表3-3)。

　つぎに酵素であるが,酵素には,ある物質を他の物質に変える化学反応の触媒としての働きがある。例えば,血圧の制御にアンギオテンシン変換酵素がある。この酵素は,アンギオテンシンIをアンギオテンシンIIに変換させる。アンギオテンシンIIは,血圧を上昇させる。したがって,アンギオテンシン変換酵素の阻害薬は,アンギオテンシンIからアンギオテンシンIIへの変換が阻止

2．薬の作用のしくみ　67

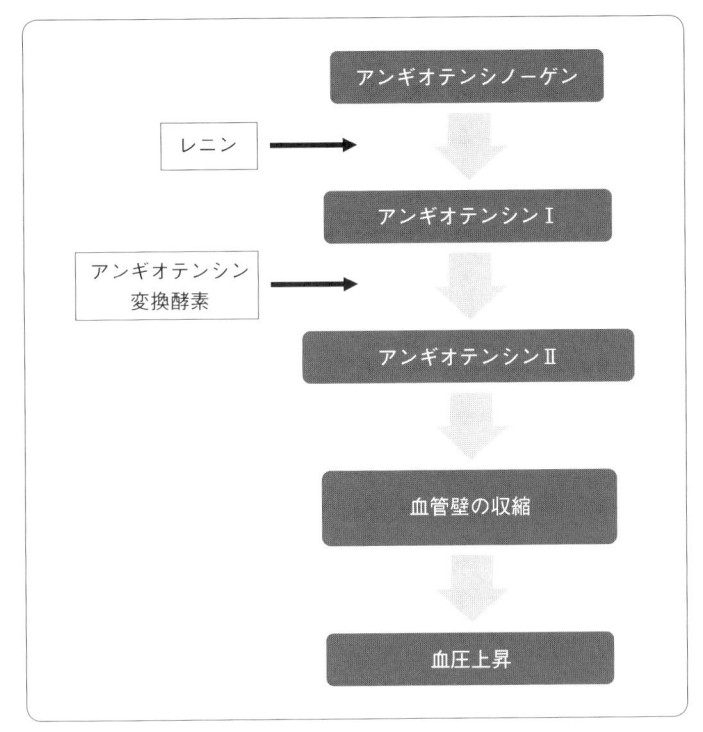

```
アンギオテンシノーゲン
    ↓ ← レニン
アンギオテンシンⅠ
    ↓ ← アンギオテンシン変換酵素
アンギオテンシンⅡ
    ↓
血管壁の収縮
    ↓
血圧上昇
```

図 3-3　アンギオテンシン変換酵素と血圧

されるので血圧が上昇せず，降圧薬としての薬理効果が得られることになる（図 3-3）。

　また，反対にチクロピジンは，アデニル酸シクラーゼという酵素の働きを促進する。アデニル酸シクラーゼは，環状（サイクリック）AMP を合成する酵素である。環状 AMP の作用のひとつに血小板凝集作用抑制や抗血栓作用があるので，この薬物は一過性脳虚血発作（TIA）や脳梗塞など虚血性脳血管障害に伴う血栓・塞栓の治療，クモ膜下出血術後の脳血管攣縮に伴う血流障害の改善，慢性動脈閉塞症に伴う潰瘍や疼痛・冷感などの阻血性諸症状の改善，血管手術および血液体外循環に伴う血栓・塞栓の治療ならびに血流障害の改善に使われている。

このように多くの薬物が、さまざまな酵素系を活性化したり、抑制することにより、薬理効果を発現するのである。

3．薬同士あるいは薬と食品やサプリメントとの相互作用

さて、本章の主題である薬同士あるいは薬と食品やサプリメントとの相互作用の話に入る。薬物の相互作用は、物理・化学的相互作用と生物・薬剤学的相互作用に分けられる。物理・化学的相互作用は、薬物同士が物理・化学的に結合することにより起こるもので、生物・薬剤学的相互作用は、吸収過程、代謝過程、分布過程、作用部位で起こるとされている。これらについて、説明していきたい。

(1) 吸収過程

マグネシウム、カルシウム、アルミニウムといった金属類は、テトラサイクリン系の抗生物質と結合し、不溶性となって吸収されにくくなる。これを避けるためには、服用間隔を2〜3時間あければよい。

同じようなことは、薬と食品やサプリメントの間にもある。サプリメントとしてのカルシウム、マグネシウムは上記と全く同じであるが、さらに牛乳や乳製品もカルシウムを多く含んでいることから、同様にテトラサイクリン系の抗生物質、ニューキノロン系の抗生物質などの吸収を妨げる。

さらに、食物繊維はいろいろな薬物を吸着するので、繊維質を多く含む食品やサプリメントと一緒に摂取すると、薬物の吸収が妨げられる。また、お茶や柿などさまざまな食品に含まれるタンニンも金属や塩基と結合することが知られており、鉄剤、ハロペリドール、フルフェナジンの吸収を阻害し、それらの作用を弱める。

また、グレープフルーツジュース、オレンジジュース、リンゴジュースは、フェキソフェナジンの消化吸収を阻害することが知られている。その機構としては、これらのジュースに含まれるフラボノイド類（ナリンギン、ナリンゲニン）が、

小腸に存在する薬物トランスポーター,有機アニオントランスポーター（OATP）1B1を阻害することで,消化管から血液中に吸収されるのを阻害するのである。最近では,いくつかのトランスポーターが,薬物吸収に関与していることがわかってきた。

(2) 代謝過程

　代謝過程における相互作用では,主に小腸あるいは肝臓に存在するCYP,キサンチンオキシダーゼなどの酵素が関与している。しかし,代謝過程における相互作用の96%は,CYPによる。

　ワルファリンは血液の凝固を抑制する薬物で,心筋梗塞の予防などに使われている。そして,肝臓の代謝酵素CYP3A4により代謝され,不活性化される。これに対して,フェノバルビタールは肝臓での薬物代謝酵素CYP3A4を誘導し,その作用を強める働きがある。結果として,ワルファリンの活性は,フェノバルビタールにより低下することになる。また,反対に胃潰瘍の治療に使われているシメチジンはCYP3A4の活性を阻害するので,ワルファリンの作用を高めてしまうことになる。

　食品と薬の間では,グレープフルーツジュースといくつかの薬物の相互作用がよく知られている。グレープフルーツジュースの成分であるフラノクマリン誘導体は,CYP3A4の作用を阻害する。このことにより,グレープフルーツジュースは,CYP3A4によって代謝される薬物の作用を強めることになり,降圧剤のカルシウム拮抗薬の作用を強め,低血圧を起こすことがある。

　反対に,サプリメントのひとつであるセントジョーンズワート（セイヨウオトギリ草）はCYP3A4を誘導するので,これらの薬物の作用を弱めてしまう。タクロリムス,フェニトイン,アミノフィリン,アミオダロン,カルバマゼピン,リファンピシン,デキサメサゾン,フェノバルビタール,インジナビルなどの例をあげることができる。また,セントジョーンズワートは,CYP2C19を介して代謝を受けるオメプラゾール,CYP1A2により代謝を受けるテオフィリンの効果を弱める。また,イチョウ葉エキスはCYP2C9を誘導し,この酵

素の代謝を受けるトルブタミドの効力を減弱させることがわかってきた。さらに，キャベツに含まれるインドールは薬物代謝酵素を誘導するので，フェナセチン，ワルファリンなどの薬物の作用を弱める。

（3）分布過程

血漿中のアルブミンは，薬物と結合することにより薬物の作用を阻害する。また，ワルファリンもアルブミンに結合するが，同様にアスピリンもアルブミンに結合することが知られている。しかし，アスピリンのほうがアルブミンとの結合力が強いので，アスピリンとワルファリンを併用すると，アルブミンに結合しているワルファリンはアスピリンに置き換えられ，ワルファリンが遊離するため，薬物としてのワルファリンの作用が強まることになる。

（4）作用部位

この代表的な例として，ワルファリンとアスピリンの併用による増強効果が知られている。すなわち，アスピリンは血小板に直接働くことにより，血小板の凝集を抑制する。一方，ワルファリンは肝臓でのプロトロンビンの産生を抑制する。プロトロンビンは，血液凝固因子によりトロンビンに変わる。トロンビンは，フィブリノーゲンをフィブリンに変換する。このことにより，血液の凝固が起こる。したがって，ワルファリンは，アスピリンとは全く別の作用点に働き，血液の凝固を抑制することになる。このような場合，アスピリンとワルファリンを併用すると，相乗的に作用が増強されることになる。

食品の例としては，チーズ，ヨーグルト，チョコレート，バナナなどに含まれるものにチラミンという成分がある。チラミンは交感神経機能を高める働きがあり，モノアミン酸化酵素により分解される。一方，結核の治療薬であるイソニアジドは，この酵素を阻害する。イソニアジドを服用している場合，チラミンを含む食品を摂取することにより，交感神経機能が高まり，血圧が上昇するなどの副作用の出ることもある。

また，ビタミンKを多く含む食品であるキャベツ，ブロッコリー，納豆な

どは，ワルファリンの作用を減弱させることがある。

さらに，サプリメントとしてのピリドキシンはもちろんのこと，ピリドキシンを多く含むナシ，アボカド，ウシの肝臓，ベーコン，豚肉，マグロなどは，レボドパの作用を効きにくくすると言われている。

以上のように，多くのサプリメントや食品が，薬物の作用を強めたり弱めたりするのである。表3-4に，食品・サプリメントと薬物の相互作用の代表的な例を示しておく。サプリメントの摂取に際しては，十分にこのことを心得ておく必要がある。

表 3-4　食品・サプリメントと薬物の相互作用の代表的な例

食品・成分	影響を受ける薬物
タンニン	ハロペリドール
キトサン・サイリウム種皮	脂溶性医薬品
オオバコ種皮	ジギタリス，リチウム
繊維質	ピリドキシン，レチノール，アモキシシリン，レボチロキシン，ジゴキシン
セントジョーンズワート	抗HIV薬（サキナビル，インジナビル，リトナビル），抗不整脈薬（アミオダロン，キニジン，ジソピラミド，リドカイン），気管支拡張薬（アミノフィリン，テオフィリン），免疫抑制薬（シクロスポリン，タクロリムス），血液凝固防止薬（ワルファリン），経口避妊薬（エチニルエストラジオール，ノルエステロン），強心薬（ジゴキシン，ジギトキシン，メチルジゴキシン），抗悪性腫瘍薬（イマチニブ，ゲフィチニブ，イリノテカン），メサドン，アミトリプチン，ロペラミド，シンバスタチン，ネファゾドン，セルトラリン，抗うつ薬（フルボキサミン，パロキセチン，ミルナシプラン，トリプタン系片頭痛治療薬（スマトリプタン，ゾルミトリプタン，エレトリプタン），選択的MAOB*阻害薬（セレギリン）
グレープフルーツジュース	免疫抑制薬（シクロスポリン，タクロリムス），抗HIV薬（サキナビル），抗血小板薬（シロスタゾール），向精神薬（ピモジド），カルシウム拮抗薬（ニカルジピン，ニフェジピン，シルニジピン）

*MAOB：モノアミン酸化酵素B型。

表3-4 （つづき）

食品・成分	影響を受ける薬物
ニンニク	抗HIV薬（サキナビル，リトナビル），ワルファリン，クロルプロパミド
クロレラ	ワルファリン
納豆	ワルファリン
トウキ（当帰）	ワルファリン
ビンロウジ	プロサイクリジン
イチョウ	チアジド系利尿薬，トラゾドン，ワルファリン，アスピリン，ジゴキシン，チクロピジン
チョウセンニンジン	
カバ	アルプラゾラム，レボドパ
ヒペリン	プロプラノロール，テオフィリン
タンジン	ワルファリン
マリアアザミ	インジナビル
バレリアン	向精神薬
グアバ葉ポリフェノール	α-グルコシダーゼ阻害薬
ラクトトリペプチド，かつお節オリゴペプチド，サーデンペプチド	ACE*阻害薬
ビタミンA	テトラサイクリン，ワルファリン，エトレチナート，トレチノイン，パクリタキセル
ビタミンB_6	レボドパ
ビタミンC	アセタゾラミド，デフェロキサミン
ビタミンD	ジゴキシン，ジギトキシン，メチルジゴキシン，アルファカルシドール，カルシトリオール
ビタミンE	アスピリン，ワルファリンカリウム
ビタミンK	ワルファリンカリウム
葉酸	フェニトイン
カルシウム	エチドロン酸二ナトリウム，アレンドロン酸ナトリウム水和物，テトラサイクリン，ミノサイクリン，ドキシサイクリン，エノキサシン，オフロキサシン，ガチフロキサシン，シプロフロキサシン，スパルフロキサシン，ロメフロキサシン，アルファカルシドール，カルシトリオール

*ACE：アンギオテンシン変換酵素。

表 3-4 （つづき）

食品・成分	影響を受ける薬物
鉄	エチドロン酸二ナトリウム，アレンドロン酸ナトリウム水和物，レボチロキシン，セフジニル，テトラサイクリン，エノキサシン，オフロキサシン，ガチフロキサシン，シプロフロキサシン，スパルフロキサシン，ロメフロキサシン
青汁，クロレラ	ワルファリンカリウム
ビタミンK高産生納豆菌	ワルファリンカリウム
ナットウキナーゼ	ワルファリンカリウム

文　献

1) 篠塚和正：6. 臨床薬理学—食品との相互作用・医薬品との差異を含む．サプリメントアドバイザー必携第3版増補（日本サプリメントアドバイザー認定機構編）．薬事日報社，2010．
2) 奥村勝彦（監），大西憲明（編著）：医薬品と飲食物・サプリメントの相互作用とマネジメント改訂版．フジメディカル出版，2007．
3) 内田信也，山田静雄：食品・サプリメントと医薬品の相互作用．ぶんせき，2007；9；454-460．

第4章
メタボ時代におけるサプリメントの使い方とその科学的根拠

内藤 裕二[*]

1. はじめに

　食生活の欧米化，運動不足などにより肥満人口は増加の一途をたどり，内臓肥満を基盤に発症するメタボリックシンドローム（症候群）が問題視されている。メタボリックシンドロームは過食，運動不足による内臓脂肪の蓄積から始まり，いわゆる"内臓脂肪型肥満"に糖尿病，高血圧，脂質異常を併発する病態であり，動脈硬化の進展による心筋梗塞，脳梗塞，閉塞性動脈硬化症などの心血管疾患の高リスク群として位置付けられている。メタボリックシンドロームの肝臓での表現型とされる非アルコール性脂肪性肝疾患（nonalcoholic fatty liver disease：NAFLD）には，良好な経過をたどる単純性脂肪肝（simple steatosis）と肝硬変，肝がんに進展する可能性のある非アルコール性脂肪肝炎（non-alcoholic steatohepatitis：NASH）が含まれる。さらに興味深い点は，肥満者やメタボリックシンドローム患者は悪性腫瘍の高危険群である。NASH患者の死因として肝細胞がんだけでなく多臓器がんが多いとの疫学調査も発表されている。日本人の消化器領域の悪性腫瘍も増加傾向にあり，特に大腸がん，NASH由来肝細胞がんの増加は著しく，生活習慣を考慮した疾病予防医学は新たな展開をみせている。本稿では，NAFLD，NASH，大腸がんなどに焦点

[*]　京都府立医科大学大学院医学研究科消化器内科学

を当て，運動ならびに機能性食品因子，サプリメントによるその予防に焦点を当てて解説する。

2．NASH と酸化ストレス

1980年にMayo ClinicのLudwigら[1]が，非飲酒者にもかかわらずアルコール性肝炎類似の組織所見を呈する例をNASHとして報告した。NASHは良好な経過をたどる通常の単純性脂肪肝と異なり，炎症の持続，線維化の進行により肝硬変，肝不全へと至ることがある。NASHの病理学的機序は明らかではないが，Dayら[2]が提唱した"two hit theory"が広く受け入れられている。すなわち，肥満，脂質異常症，糖尿病などが"First hit"となって肝脂肪化を起こし，さらに酸化ストレスを主体とする"Second hit"が加わり，NASHが発症

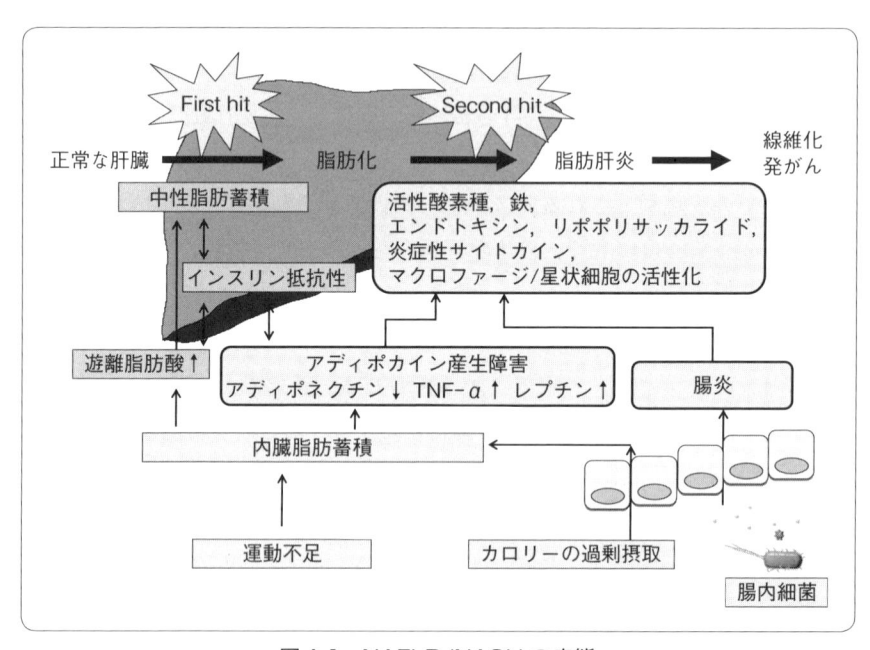

図4-1　NAFLD/NASH の病態

するというものである(図4-1)。

　ただし，NASH病態における酸化ストレスの要因は，いまだ十分に解明されていない。肥満や糖尿病に伴ってインスリン抵抗性状態になると，食事中の中性脂肪や末梢脂肪組織由来の遊離脂肪酸の肝臓への流入が増加し，ミトコンドリアのβ酸化が飽和状態になる。その後，ペルオキシゾームでのβ酸化が亢進し，その代謝の過程で活性酸素・フリーラジカル種が生じるとされている。NASH患者の肝組織で高頻度に観察される鉄沈着の関与を指摘する報告もあり，実際に血液を体外に排除する瀉血療法が有効であることが実験動物モデルでもヒトNASHでも確認されている[3,4]。腸内環境がNASH進展に影響を及ぼす可能性が注目されている。実験的にデキストラン硫酸腸炎を惹起した高脂肪食摂取マウスでは，腸内細菌由来のエンドトキシンが炎症性サイトカインを誘導し，脂肪肝だけでなくNASH様病態を惹起することが報告されている[5]。プロバイオティクスなどによる腸内環境の整備がNASH進展を抑制する可能性があり，NASH治療における新たな標的と考えられている。より直接的に，肝組織内に脂質過酸化反応に起因する4-hydroxy-2-nonenalやN^ε-(hexanoyl) lysineなどのアルデヒド類が酸化シグナルとして病態を修飾するとの成績もある。単純性脂肪肝と比べてNASHでは酸化ストレスマーカーであるチオレドキシンが高値を示すことも特徴であり，チオレドキシン値は肝組織内の鉄沈着の程度と正の相関がある[6]。さらに，NASHに特徴的病理所見である線維化についても，肝星細胞のNADPH酸化酵素に由来する活性酸素が関与するとの成績もある。しかし，NASHにおける酸化ストレスの関与についての詳細は今後さらに明確にされるべき課題である。

　臨床的にはNASHに対する治療法は確立されていないが，抗酸化療法としてのビタミンEなどの抗酸化物質投与あるいは除鉄療法などの有効性が多数報告されている。著者らの成績[7]でもビタミンE(300 mg/日)の投与はALT(肝障害マーカー)，4型コラーゲン7S(線維化マーカー)の有意な低下を認めることが多いが，インスリン抵抗性改善，肝発がん抑制に関する十分な成績はなく，今後の重要な課題である。NASH病態における酸化ストレスの分子機構の詳

細を明らかにし，得られた分子を標的にし，なおかつ個別化された治療方針を樹立していくことが今，求められている。

3．NAFLD/NASH 予防の科学的評価に向けて

　NAFLD に対する運動療法の有効性が示唆されてはいるものの，その科学的・臨床的エビデンスは少ない。最近，NAFLD 患者を対象にした身体活動度に関するより大規模な横断的研究が報告された[8]。813 名の組織学的に証明されたNAFLD 患者を対象に，身体活動度を DHHS/USDA の基準（http://www.health.gov/paguidelines/guidelines/default.aspx）により，非活動（inactive），中等度（moderate），強度（vigorous）に分類し，NASH の頻度，進行した線維化との関連を示した。その結果，強度の運動群には NASH や強度の線維化症例が少なく，運動時間よりも運動強度が NASH 予防に重要な要因である可能性を示した。しかし依然として，NASH 予防に向けた確実な運動療法の指針は臨床的には確立されていない。

　著者らは，マウス運動モデルを用いて日常的な運動や機能性食品因子による肥満予防，脂肪肝予防に対するアプローチを実施している。その成果の一部を紹介したい。KK/Ta マウスを高スクロース食で飼育し，脂肪肝モデルを作製した。高スクロース食は食後高血糖およびインスリン抵抗性を生じ，これを基盤として脂質代謝を破綻させる[9]。すなわち高スクロース食摂取による急激な血糖上昇は糖から中性脂肪の合成を促進し，脂質代謝異常から中性脂肪の沈着を伴い脂肪肝が発症すると考えられる。肝臓における脂肪酸合成系酵素と脂肪酸分解系酵素遺伝子 mRNA の発現を real-time PCR で評価したが，Balb/c マウスと比較して KK/Ta マウスでは，脂肪酸合成酵素（fatty acid synthase, acetyl-CoA carboxylase）遺伝子 mRNA 発現が亢進し，分解酵素群（carnitin palmitoyltransferase, acyl-CoA dehydrogenase, trifunctional enzyme）の発現が低下していた（図4-2）。KK/Ta マウスに対して日常的な運動負荷（20 m/分の速度で 30 分間のトレッドミル走運動を週3回負荷）を 12 週間実施した結果，脂

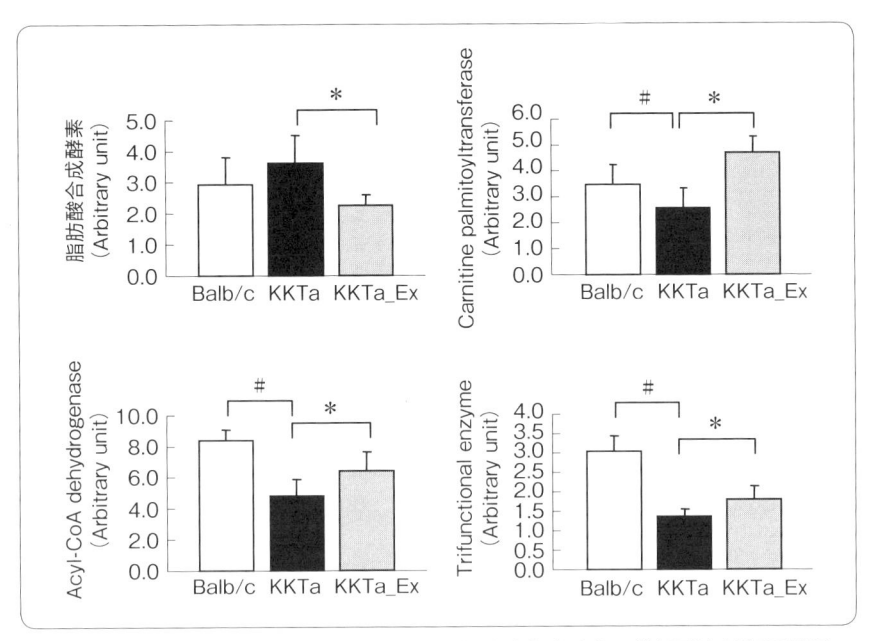

図 4-2　マウス脂肪肝モデルの肝臓における脂肪酸合成酵素,分解酵素遺伝子発現の変化と運動（KK/Ta_Ex）の効果
＃：$p<0.05$,　＊：$p<0.05$。　　　　　　　　　　　　　　　　　　　　文献 9) より改変引用

肪肝は組織学的にも生化学的にも明らかに改善しており,脂肪酸合成酵素,分解酵素の遺伝子発現異常も是正されていた。食事摂取量に変化はないため,運動負荷が全身（主に骨格筋）の代謝を促進し,肝臓に流入する遊離脂肪酸が減少した結果と考えられる。ヒト NAFLD 患者の肝組織においても fatty acid synthase, acetyl-CoA carboxylase などの脂肪酸合成酵素遺伝子発現は亢進しており[10],今回用いた高スクロース食負荷モデルは NAFLD のよい実験モデルかもしれない。

　さらに,運動による血中の遊離脂肪酸減少に関するメカニズムを解析した。Peroxisome proliferator-activated receptor-g coactivator-1α (PGC-1α) は PPARα, PPARγ,および他の転写調節因子の活性化補助因子として知られているが,筋肉をはじめ肝臓や褐色脂肪組織で発現している。筋肉での PGC-1α

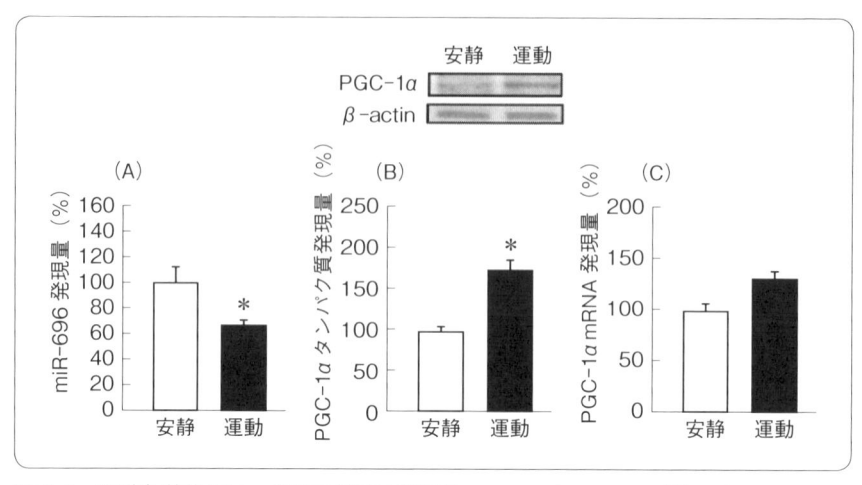

図4-3 運動負荷後には miR696 発現が低下し，peroxisome proliferator-activated receptor-g coactivator-1a（PGC-1α）発現が亢進する

文献11）より改変引用

発現量が糖尿病や老化によってミトコンドリア機能とともに低下することが報告されており，運動により発現が亢進するとされている。PGC-1αはエネルギー消費量の低下によるメタボリックシンドロームの疾患治療標的の候補としても期待されている。著者らは，運動による PGC-1α 発現亢進メカニズムを解析し，PGC-1α 遺伝子の上流に位置するマイクロ RNA（miR696）の発現低下が重要であることを見いだした[11]（図4-3）。運動はミトコンドリア機能を維持するうえで重要な PGC-1α 遺伝子発現を亢進させるだけでなく，長中鎖脂肪酸をミトコンドリアへ取り込む際に重要な受容体である carnitine parmitoyltransferase I（CPT I）遺伝子発現を亢進させることも明らかになっている[12]。CPT I はミトコンドリア外膜に局在し，長中鎖脂肪酸をミトコンドリア内に取り込む役割を果たしているが，その機能が亢進することにより，エネルギー源として炭水化物より脂肪酸をより多く利用することになる。運動により内臓脂肪がより優先的に燃焼するメカニズムのひとつかもしれないと考えている。さらに，運動時にはこの CPT タンパク質に脂質過酸化反応の初期に生成する N-(hex-

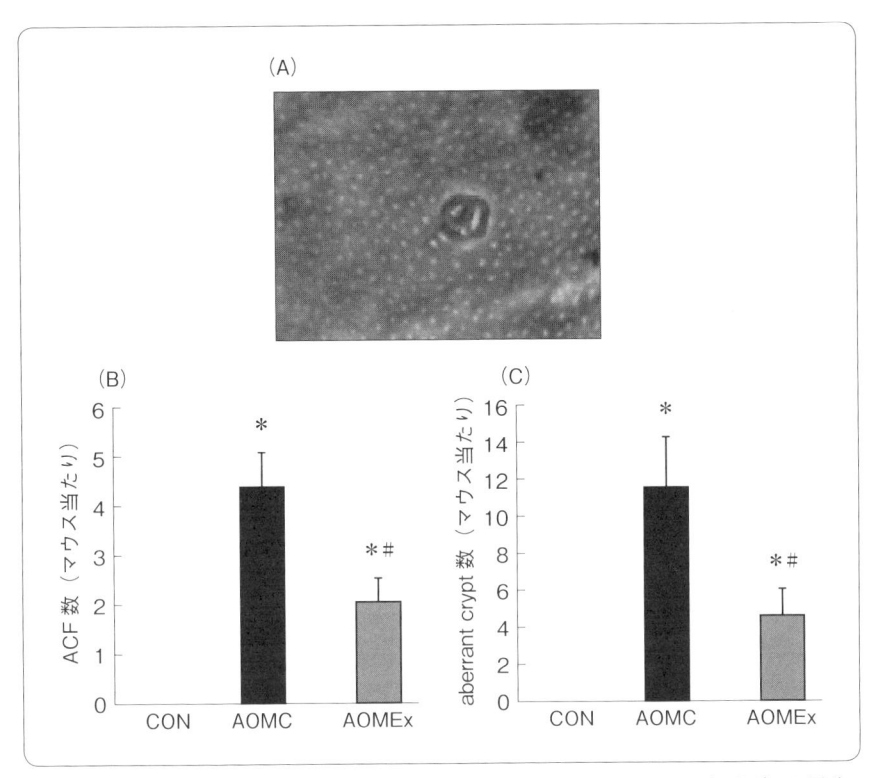

図 4-4 定期的運動はアゾキシメタン誘発大腸 aberrant crypt foci (ACF) の発生を有意に抑制する
A：ACF の実態顕微鏡像．B：ACF のマウス当たりの数．C：aberrant crypt のマウス当たりの数．
CON：正常群，AOMC：アゾキシメタン投与群，AOMEx：アゾキシメタン投与＋運動群，
$*$：$p<0.05$ vs. CON，$\#$：$p<0.05$ vs. AOMC。　　　　　　　　　　文献 22) より改変引用

anoyl) lysin (HEL) により翻訳後修飾を受け，そのタンパク質機能が低下することも明らかとなり，アスタキサンチン投与がこの修飾を抑制し，運動により増加した CPT タンパク質の機能がより亢進し，ミトコンドリアでの β 酸化が亢進し脂肪酸がより燃焼する結果となる（図 4-4）。したがって，運動療法による内臓脂肪の減少効果はアスタキサンチン摂取を併用したほうが高まり，よりいっそう効果的に内臓脂肪を低下させることができるようになる。

4．大腸がん予防

わが国の消化器領域のがんでは，長年胃がんによる死因がトップであったが，内視鏡スクリーニング検査の普及，内視鏡治療や外科手術の進歩，ヘリコバクターピロリ感染率の低下などにより，胃がんによる年齢調整死亡率は年々低下傾向にある。しかし，大腸がんについては対策が遅れている。大腸がんによる死亡率は若年層で増加し，高齢者では著増している。内視鏡検査・治療も積極的に実施されているが，全く死亡率減少には影響を与えていないのが現状である。大腸がん対策は国家的重要課題でもある。

大腸がんの予防において身体活動の重要性が指摘されている。いくつかの疫学研究では，規則的な運動習慣が大腸がんの頻度を低下させることが示されている[13-15]。最近の欧米の成績でも，大腸がん予防のためには，男性では適切なBMIを維持すること，女性では身体活動を増加させることが重要であることが報告されている[16,17]。WHOのレポート（http://www.who.int/dietphysicalactivity/publications/trs916/download/en/index.html）でも，大腸がんの確実なリスク要因は"過体重・肥満"と"身体活動度"である（表4-1）。従来指摘されてきた高脂肪食や緑黄色野菜，食物繊維などについては十分なエビデンスがないと位置付けられている。運動の強度と期間についての明確な基準はないものの，最近のガイドラインでは30〜60分間のmoderate〜vigorous強度の運動を週5日以上とされている[18]。

動物実験モデルを用いた検討でも，運動が実験大腸発がんを抑制することは以前より報告されている[19-21]。著者らも同様に，マウスアゾキシメタン誘発大腸腫瘍モデルを用いて，トレッドミルによる自発的運動が大腸腫瘍の発生を抑制することを見いだし，その腫瘍抑制効果に炎症性サイトカインであるtumor necrosis factor-α（TNF-α）や誘導型一酸化窒素合成酵素が関与することを報告した[22]（図4-4）。今後，このような運動によるがん予防にpositiveな効果を示す機能性食品因子，サプリメントなどの研究推進が極めて重要である。

表4-1 食物・栄養要因とがん発生との関連についてのエビデンス

関連の強さ	リスクを下げるもの	リスクを上げるもの
確実 (convincing)	身体活動（結腸がん）	過体重と肥満（食道腺がん，結腸・直腸がん，乳がん，腎がん） 飲酒（口腔・咽頭がん，食道がん，肝細胞がん，乳がん） アフラトキシン（肝臓） 中国式塩蔵魚（鼻咽頭がん）
可能性大 (probable)	野菜・果物（口腔がん，食道がん，胃がん，大腸がん） 身体活動（乳がん）	貯蔵肉（大腸がん） 塩蔵品および食塩（胃がん） 熱い飲食物（口腔・咽頭がん，食道がん）
可能性あり／データ不十分 (possible/insufficient)	食物繊維，大豆，魚，n-3系脂肪酸，カロテノイド，ビタミンB群，葉酸，ビタミンC，D，E，カルシウム，亜鉛，セレン，機能性食品（アリウム化合物，フラボノイド，イソフラボン，リグナン）	動物性脂肪，ヘテロサイクリックアミン，多環式芳香族炭化水素，ニトロソ化合物

5．カロリー制限とメタボリックシンドローム

　メタボリックシンドローム予防には運動に加え，カロリー制限の有効性が報告されている。カロリー制限の有効性については，長寿メカニズム研究のなかからいくつかの標的分子が発見されている。長寿遺伝子 Sir2（silent information regulator 2）の発見が大きな話題を呼んでいる。この Sir2 タンパク質はカロリー制限により増加し，Sir2 が増えた状況になるとカロリー制限がなくても酵母の寿命は延長する。ヒトなどの哺乳類にも同様のタンパク質があることがわかり，Sir2 関連タンパク質（SIRT1-7）と名づけられている。カロリー制限に関してはサルを用いた実験を継続しており，最近になりいくつかの科学的証拠も得られつつある。その観察結果では，低体温，低レプチン血症，低インスリン血症，高デヒドロエピアンドロステロンサルフェート（dehydroepiandrosterone sulfate：DHEA-S）血症，骨格筋の酸化傷害の減少など，いずれも長寿マー

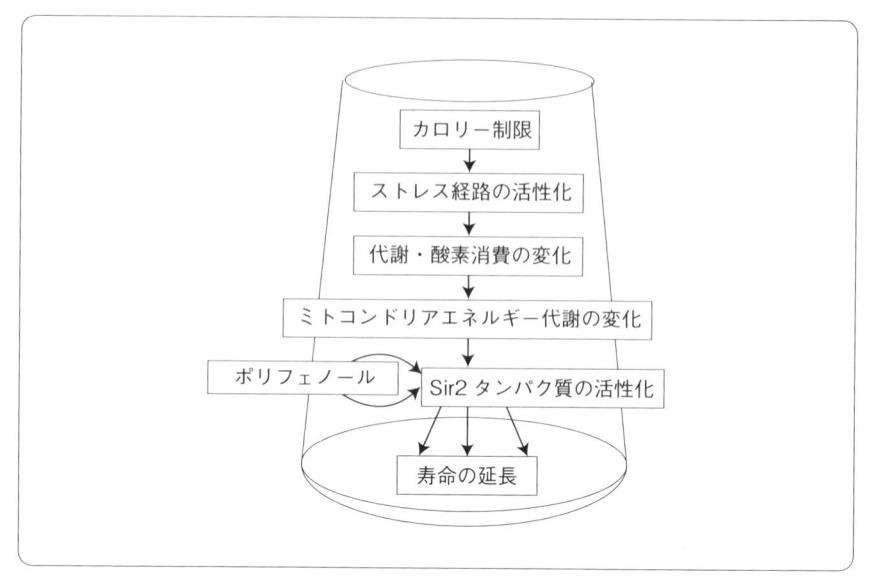

図4-5 カロリー制限による長寿遺伝子活性化とポリフェノールの有効性

カーとして知られるものが変動している．植物で生成される分子であるポリフェノールのひとつであるレスベラトロールは，長寿遺伝子を活性化させ，酵母，ショウジョウバエの寿命延長作用が見いだされていたが，マウスにおいても高カロリー食により誘導される脂肪肝，メタボリックシンドローム，加齢に伴う疾患を劇的に遅らせ，寿命を延長させることが見いだされている（図4-5）．さらに，その作用機序として，酸化的リン酸化反応とミトコンドリアの発生に関連する遺伝子を誘導することによって，レスベラトロールはマウスの有酸素運動能を大幅に増大することに関与することが示唆されており，機能性食品研究はますます重要になってきている．

6．メタボリックシンドロームと食品因子，サプリメント

肥満，メタボリックシンドロームの予防には食事制限と運動療法に勝るもの

はない。食事療法の基本は，エネルギー摂取制限と食事の質の問題である。食事制限は 25 kcal/日を目安にして 1,200～1,800 kcal/日，現体重の 7% 減を目指す。食事の質の問題としては，複合糖質を主に摂取し，ショ糖などの単純糖質摂取を制限する必要がある。すなわち，同じエネルギー摂取であっても，できる限り血糖上昇が少なく，インスリン上昇反応の少ない低グリセミックインデックス食品を選択すればよい。さらに食物繊維の摂取不足は現代人では明らかである。目標値は 25 g/日とされているが，多くの日本人では不足気味であり，若者では 10 g/日以下の人も少なくない現状である。食物繊維の摂取は，食後血糖上昇を予防し，食後のインスリン反応を低下させ，高中性脂肪血症を予防することが期待される。脂肪摂取の問題点がメタボリックシンドローム発症に直結している。脂肪酸の組成としては，飽和脂肪酸含量が少なく，不飽和脂肪酸含量が比較的多い食品を選択する必要がある。飽和脂肪酸の少ない脂肪として，オリーブ油，比較的オレイン酸を多く含むナタネ油，リノール酸が比較的多いサフラワー油，コーン油がある。また，リノレン酸はカボチャに多く含まれている。一方，海藻類，イワシ，サバなどの魚類にはアラキドン酸，EPA，DHA などの多価不飽和脂肪酸が多く含まれている。以上をまとめると，メタボリックシンドロームを予防するための食事の基本形は日本食・地中海食であると言える。

　近年，肥満，メタボリックシンドローム予防についての機能性食品成分やサプリメントの役割について注目が集まっている。脂肪細胞（3T3-L1 分化脂肪細胞，ラット内臓脂肪細胞，ヒト内臓脂肪細胞など）による *in vitro* での検討，高脂肪食負荷などの内臓脂肪蓄積モデルによる *in vivo* の評価系を用いた食品因子の有効性を評価する研究が盛んに行われている。食品因子サプリメントの研究ストラテジーとしては，①脂肪細胞の分化を刺激することにより成熟脂肪細胞数を増加させる，②肥満した白色脂肪細胞の増殖を抑制したり，アポトーシスを誘導したり，成熟細胞に逆戻りさせる，③前駆脂肪細胞の分化を褐色脂肪細胞に向かわせる，④腫瘍壊死性因子などの炎症性サイトカインによるアディポサイトカイン産生異常を是正する，⑤肝臓や骨格筋に作用してインスリン抵抗

性を改善させる，などが考えられている．

　機能性成分のなかでも前述のポリフェノールの役割が注目されつつある．抗肥満作用を有するカロテノイドの一種であるフコキサンチン、アスタキサンチンなどの研究も盛んである．多くの天然物のなかにはこのような抗肥満作用を有するものがあることが予想される．著者らは現在，血清プロテオーム解析を進めており，メタボリックシンドローム動物モデルに対しての介入試験を実施しつつ，内臓脂肪蓄積抑制に代わる新しいバイオマーカーの同定にも取り組んでいる．このようなバイオマーカーの同定は，メタボリックシンドロームの早期発見につながるだけでなく，食品因子サプリメントによるヒト介入試験においても，その有効性をより早期に科学的手法によって確認することができるものと考えている．今後の展開に期待していただきたい．

7．おわりに

　日常的な運動，機能性食品成分，サプリメント，カロリー制限のメタボリックシンドローム予防有効性についての現状を述べた．NAFLD，NASHと大腸がんを例に解説したが，NASH患者の死因として肝不全，肝がん以外に，多臓器悪性腫瘍や心血管合併症が多いことが明らかとなっており，運動の介入による肥満やメタボリックシンドロームの予防が，最終的には悪性腫瘍，動脈硬化性疾患の予防につながる可能性が高いことを理解していただきたい．そのために必要なことは，それぞれの予防療法の有効性を予測できるようなバイオマーカーの同定であり，バイオマーカーを用いたオーダーメイドな予防対策の確立ではないかと考えられる．

文　献

1) Ludwig J., Viggiano T. R., McGill D. B. et al.：Nonalcoholic steatohepatitis：Mayo Clinic experiences with a hitherto unnamed disease. Mayo Clin Proc, 1980：55：434-438.

2) Day C. P. and James O. F. : Steatohepatitis : a tale of two "hits"? Gastroenterology, 1998 ; 114 ; 842-845.
3) Minamiyama Y., Takemura S., Kodai S. et al. : Iron restriction improves type 2 diabetes mellitus in Otsuka Long-Evans Tokushima fatty rats. Am J Physiol Endocrinol Metab, 2010 ; 298 ; E1140-E1149.
4) Sumida Y., Yoshikawa T. and Okanoue T. : Role of hepatic iron in non-alcoholic steatohepatitis. Hepatol Res, 2009 ; 39 ; 213-222.
5) Gabele E., Dostert K., Hofmann C. et al. : DSS induced colitis increases portal LPS levels and enhances hepatic inflammation and fibrogenesis in experimental NASH. J Hepatol, 2011 ; 55 ; 1391-1399.
6) Sumida Y., Nakashima T., Yoh T. et al. : Serum thioredoxin levels as a predictor of steatohepatitis in patients with nonalcoholic fatty liver disease. J Hepatol, 2003 ; 38 ; 32-38.
7) Sumida Y., Naito Y., Sakai K. et al. : Long term (≥2 yr) efficacy of vitamin E for nonalcoholic steatohepatitis. Hapato-Gastroenterol, 2011. (in press)
8) Kistler K. D., Brunt E. M., Clark J. M. et al. : Physical activity recommendations, exercise intensity, and histological severity of nonalcoholic fatty liver disease. Am J Gastroenterol, 2011 ; 106 ; 460-468.
9) Aoi W., Naito Y., Hung L. P. et al. : Regular exercise prevents high-sucrose diet-induced fatty liver via improvement of hepatic lipid metabolism. Biochem Biophys Res Commun, 2011 ; 413 ; 330-335.
10) Mitsuyoshi H., Yasui K., Harano Y. et al. : Analysis of hepatic genes involved in the metabolism of fatty acids and iron in nonalcoholic fatty liver disease. Hepatol Res, 2009 ; 39 ; 366-373.
11) Aoi W., Naito Y., Mizushima K. et al. : The microRNA miR-696 regulates PGC-1|alpha| in mouse skeletal muscle in response to physical activity. Am J Physiol Endocrinol Metab, 2010 ; 298 ; E799-E806.
12) Aoi W., Naito Y., Takanami Y. et al. : Astaxanthin improves muscle lipid metabolism in exercise via inhibitory effect of oxidative CPT I modification. Biochem Biophys Res Commun, 2008 ; 366 ; 892-897.
13) Lee K. J., Inoue M., Otani T. et al. : Physical activity and risk of colorectal cancer in Japanese men and women : the Japan Public Health Center-based prospective study. Cancer Causes Control, 2007 ; 18 ; 199-209.
14) Friedenreich C., Norat T., Steindorf K. et al. : Physical activity and risk of colon and rectal cancers : the European prospective investigation into cancer and nutrition. Cancer Epidemiol Biomarkers Prev, 2006 ; 15 ; 2398-2407.
15) Mai P. L., Sullivan-Halley J., Ursin G. et al. : Physical activity and colon cancer

risk among women in the California Teachers Study. Cancer Epidemiol Biomarkers Prev, 2007 ; 16 ; 517-525.
16) de Vries E., Soerjomataram I., Lemmens V. E. et al. : Lifestyle changes and reduction of colon cancer incidence in Europe ; A scenario study of physical activity promotion and weight reduction. Eur J Cancer, 2010 ; 46 ; 2605-2616.
17) Wolin K. Y., Patel A. V., Campbell P. T. et al. : Change in physical activity and colon cancer incidence and mortality. Cancer Epidemiol Biomarkers Prev, 2010 ; 19 ; 3000-3004.
18) Friedenreich C. M., Neilson H. K., and Lynch B. M. : State of the epidemiological evidence on physical activity and cancer prevention. Eur J Cancer, 2010 ; 46 ; 2593-2604.
19) Reddy B. S., Sugie S. and Lowenfels A. : Effect of voluntary exercise on azoxymethane-induced colon carcinogenesis in male F344 rats. Cancer Res, 1988 ; 48 ; 7079-7081.
20) Thorling E. B., Jacobsen N. O. and Overvad K. : The effect of treadmill exercise on azoxymethane-induced intestinal neoplasia in the male Fischer rat on two different high-fat diets. Nutr Cancer, 1994 ; 22 ; 31-41.
21) Fuku N., Ochiai M., Terada S. et al. : Effect of running training on DMH-induced aberrant crypt foci in rat colon. Med Sci Sports Exerc, 2007 ; 39 ; 70-74.
22) Aoi W., Naito Y., Takagi T. et al. : Regular exercise reduces colon tumorigenesis associated with suppression of iNOS. Biochem Biophys Res Commun, 2010 ; 399 ; 14-19.

第5章

サプリメントの科学的根拠
―アルカリイオン水の検証を例として

糸川嘉則[*]

1．科学的根拠について

　近年，医療の分野で「科学的根拠（エビデンス）に基づく診療を行うこと」が重要視されるようになった。厚生労働省では23の疾患に対して診療ガイドラインを発表した。その後，認可された当時使用されていた医薬品が「有効性を証明する十分なエビデンスがない」と再評価の対象となり，論議の的になったことがある。薬品，健康食品，栄養補助食品，サプリメント（以下，それらを代表してサプリメントと記す）などの科学的根拠とは何か考えてみることにする。

　著者は表5-1に示すようなレベルの2つの科学的根拠があると考える。第1の科学的根拠はそのサプリメントがなぜ効く（機能を有する）のかというメカニズム（機構）が科学的に解明されたものである。第2はなぜ効くのかその理

表5-1　有効性のエビデンス

エビデンスの種類	例
有効性の客観的証明	疫学手法による証明
	文献検索による証明
有効原因の解明	有効物質の同定
	生理学的意義の解明

[*]　仁愛大学学長

由はわからないが，効くという事実が科学的に証明されたということである。第1のメカニズムを証明するためには動物実験，臨床実験など数々の検査や研究が必要で，かなりの時間と労力が必要である。実際に現在使用されている医薬品でもメカニズムがわからずに使用されており，十分に治療効果をあげている例も多い。栄養素でもヒトに必須であることが証明されているビタミン類でもなぜ欠乏症を治すのかメカニズムが明らかでないものが存在する。メカニズムを解明することを科学的根拠の条件にすると，健康維持に役立つ物質を排除することにつながる。そこで著者は，ここで言う科学的根拠とは，第2の有効であるか無効であるかという証明が科学的に行われていれば諒としてよいと考えるものである。その証明方法としては，ヒトを対象にした適切な方法による疫学的研究で統計的に有意差が出ることが基本になるであろう。

　厚生労働省では無作為比較試験において危険率5％以下で有意差が出ることを基準にしている。

2．科学的根拠が欠如していると考えられるサプリメント

（1）少数例の結果や経験に基づく事例の羅列した情報

　効能・効果がほんの一部のヒトに有効であるという結果を踏まえて，それが一般のヒト全体に有効であると宣伝する情報。

（2）有効例のみを羅列し，無効例には全く触れない事例

　統計的な検定に耐えられる例数が必要で，科学的根拠に基づく検定方法により有意差が認められることが必要条件となる。

（3）動物実験，試験管内実験結果のみによる情報

　ヒトと動物の間には種差が存在するから，動物実験の結果をそのままヒトに当てはめることはできない。ましてや，神経系の支配やホルモンの調節がない培養細胞での有効性の結果をそのままヒトに当てはめることはできない。

（4） 有効成分の量が異なる情報

　実際に有効であるという結果が得られても，その量が通常ヒトが摂取している量をはるかに超えた場合にのみ有効性が出るというような物質では，有効であるとは言えない。いくら効果のある物質でも有効量以下であれば何の作用も出ないのである。

（5）ヒトの生理的機能を無視した情報

　有効成分を与えてもそれがヒトの体内に入らなければ有効性は発揮できない。経口的に与える場合は腸管から吸収されなければ腸管内で分解されたりせずに腸管を通過し，血液中に入ることを確認する必要がある。

　通常高分子の物質（コラーゲン，核酸，タンパク質）などは腸管吸収されない。もし高分子物質が血液中に入ると免疫反応が起こり重篤な疾患になる。安易なコマーシャルが流れており，たいへん遺憾に思っている。

3．科学的根拠が証明された例（飲用アルカリ性電解水）

（1）アルカリイオン水の歴史

　アルカリイオン水の歴史は古く，1931年ごろにシンノオル電機会社の医師，諏訪方季が電気分解水（電解水）の動植物への影響について研究を開始したことに始まった。1952年に最初の水電気分解装置が開発され，農業への応用効果が検討された。1958年に医師による臨床実験や利用者による使用体験などの後押しを受けて"シンノオル液製造機"として発売された。1960年には"シンノオル液医学薬学研究会"が発足し，医療面での実用化の期待が高まった。"シンノオル液製造機"は1962年に内務省衛生局（当時の厚生省）に医療用具として製造申請され，1966年に薬事法施行令による家庭用医療用具として承認された。承認された効用・効果は「陰極水は消化不良，胃酸過多，慢性下痢，腸内異常発酵に有効である」「陽極水はアストリンゼン液として用いられる」と通知されている。

1979年に水道蛇口に直結できる連続的電解水生成器が開発され，医療用具として承認され"アルカリイオン水"との名称が使われ始めた。

（2）アルカリイオン整水器検討委員会結成の経緯

1992年にテレビでアルカリイオン水は"驚異の水"として紹介され，アルカリイオン水ブームとなったが，その加熱ぶりを危惧した国民生活センターが商品テストを実施し，アルカリイオン水の効果について以下の3項目について疑問が出された。

① アルカリイオン水はカルシウム栄養の改善に有効か
② 制酸効果はあるのか
③ 腹部愁訴の軽減に対して有効か

というものであった。このことは国会でも審議され，厚生省は業界団体であるアルカリイオン整水器協議会に対して品質，有効性，安全性に関するデータを示すことを指示した。

これに対して協議会は，2名の代表を通じて著者に提示された検討項目について検討することを依頼してきた。当時著者は京都大学医学部衛生学教室に在籍し，飲料水も研究テーマのひとつとして取り上げていたので，成果はどうなるかわからないが，研究組織を作って検討してみようと答えたように記憶している。

委員の構成は，物性試験については電気分解の化学の権威である京都大学工学部から，動物安全性試験についてはGLP（薬事法による医薬品の安全性試験に対する優良試験所基準）適合機関である生活科学研究所から，上記課題の②，③にまたがる消化器に関する臨床試験には，関東から慶應義塾大学内科学，関西から滋賀医科大学内科学から委員を出してもらった。①に関する課題は著者の教室で担当し，その他の問題については，岐阜大学農学部，京都府立医科大学内科学教室から委員を出していただいた。

（3）アルカリイオン整水器検討委員会の検討結果
1) 物性試験（京都大学工学部，滋賀県立大学）
　物性試験では装置に用いられている材料からのアルカリイオン水中の金属溶出物，ならびに電解による副生成物を中心に安全性について検討された。図5-1に実験に使用された電解部の構造模式図を示す。表5-2にアルカリイオン水と酸性イオン水の性状を示す。結論として，生成されたアルカリイオン水は金属溶出物やトリハロメタン等の副生物は水道水と比較しても著しく減少しており，安全性に問題がないことが示された。

2) 動物安全性試験（生活科学研究所）
　「医薬品の安全性試験の実施に関する基準」「医薬品毒性試験法ガイドライン

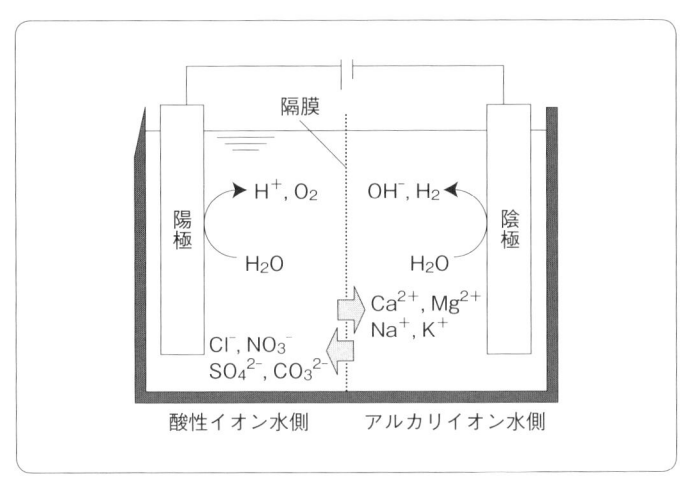

図5-1　アルカリイオン整水器の電解部構造模式図

表5-2　生成水の性状

	pH	ORP	陽イオン	陰イオン	溶存気体
アルカリイオン水	9〜10	低い	増加	減少	水素
酸性イオン水	4〜6	高い	減少	増加	酸素

　OHP：酸化還元電位。

等」に準拠し，ラットとカニクイザルの2種類の動物についてアルカリイオン水に対する反復投与試験などを実施し，血液・尿の化学的検査により毒性的影響は認められず，安全性が証明された。

3) **カルシウムの栄養，骨改善に関する検討**（京都大学医学部）

ラットにカルシウム充足食，種々な段階のカルシウム欠乏食を摂取させ，アルカリイオン水，対照としてアルカリイオン水と当量の乳酸カルシウムを蒸留水に添加した水，および水道水を投与し4週間飼育した。その結果，対照群に比較して活動性などの一般状態はアルカリイオン水が最もよく，骨重量，骨中カルシウム濃度も高かった。さらに，図5-2に示すように，中等度にカルシウムが欠乏した群（正常の30と60％）では骨形成状態の指標となるテトラサイクリン帯の形成が確認され，骨形成の改善に役立つことが示唆された。カルシウムが充足した群，カルシウムが完全に欠乏した群では差が認められなかった。

4) **臨床試験**（慶應義塾大学医学部内科学，滋賀医科大学内科学）

a **予備臨床試験**　同意を得た腹部症状（慢性下痢，腸内異常発酵，慢性下痢，便秘）を有する患者25名に対しpH 9.5のアルカリイオン水を1,000 mL/日，2週間飲用させ，腹部症状の変化について検討した。その結果は図5-3に示すように，88％の患者が何らかの改善を示していた。便通異常については，慢性下痢と便秘の両方がアルカリイオン水飲用により改善した。

b **比較臨床試験**　予備臨床試験の結果を受け，二重盲検群間比較法による

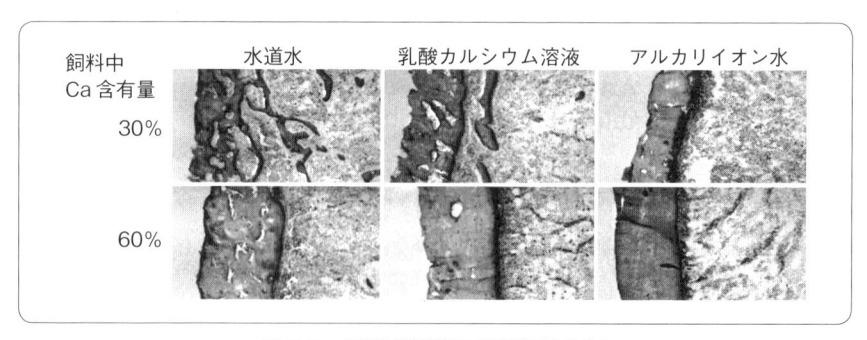

図5-2　骨形成状態の形態学的評価

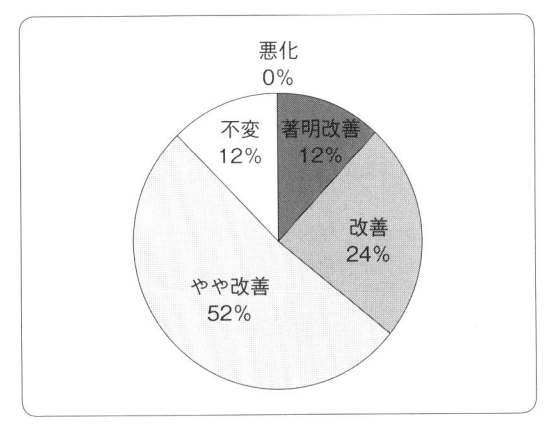

図5-3 総合改善度

悪化 0%
著明改善 12%
改善 24%
やや改善 52%
不変 12%

試験を実施した。対象は腹部症状を有する20歳以上の外来患者で同意を得た者とし，外見上判別不能なアルカリイオン整水器およびプラセボ器より生成したpH 9.5のアルカリイオン水あるいは蒸留水を500 mL/日，4週間飲用とした。コントローラー（京都大学医学部医療情報部の教員）が作成したランダムに割りつけられるプログラムにより，各患者に2つの機器を割り付け，キーコードは試験終了まで密閉保管した。対象症例の患者確保はかなり困難で，当初の試験期間の計画を大幅に延長し，すべての期間が終了するのに3年半の期間を要した。最終的に解析可能な症例としては，アルカリイオン水群84例，プラセボ群79例を確保した。

解析可能症例全体における腹部症状の総合改善度については，アルカリイオン水群とプラセボ群との比較におけるWilcoxon検定の結果，5%有意水準における有意差はないものの，p値は0.22でアルカリイオン水群のほうがプラセボ群に比較して，有効である方向であった。この結果を有効群と非有効群とに分けてχ^2検定を行った結果を図5-4に示したが，この検定ではアルカリイオン水飲用群が統計的に有意な改善を示した。

さらに，飲用前の症状が軽度であった83例についてWilcoxon検定を行うと，図5-5に示すようにアルカリイオン水群がプラセボ群に比較して有意に有効で

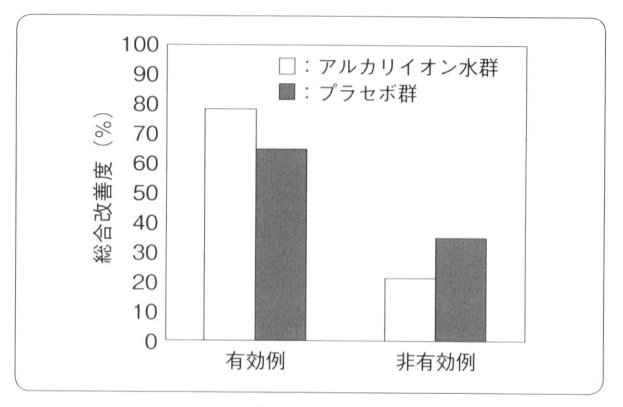

図 5-4　全体における総合改善度

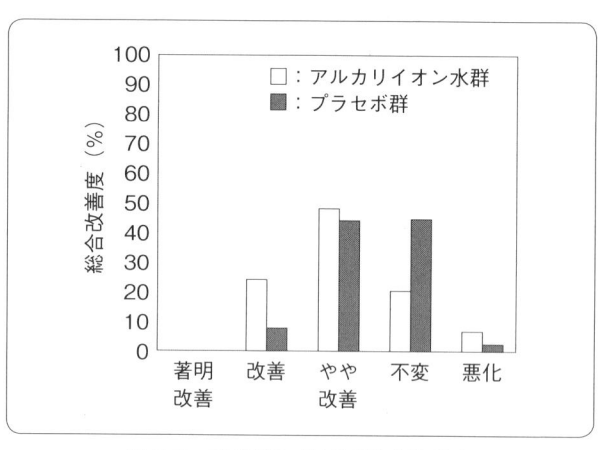

図 5-5　軽症例における総合改善度

あるという成績が得られた。また，解析可能症例全体の飲用前後における便性状の変化を図 5-6 に示したが，4 週後に"普通"となった症例の割合は明らかにアルカリイオン水群のほうが高かった。

著者はこれまで種々の医薬品開発の臨床試験に際してコントローラーを経験してきたが，有意差を得られることはまれであり，その主たる原因はプラセボ効果が高いことであることを知っている。したがって，今回のアルカリイオン水

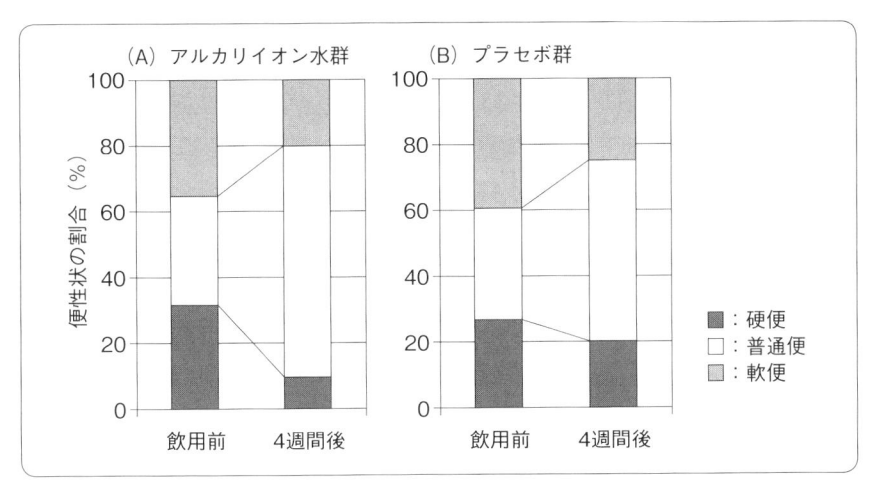

図5-6　飲用前後における便性状の変化

　の試験においても，内心では有意な結果が得られるとは予想しておらず，このような成績が得られたことは驚きであった。

　このように客観性の高い二重盲検法により有意差が得られたことで，科学的根拠が実証されたものと考えてよい。また，厚生労働省から承認されている効能効果の再確認が達成されたものと考える。この成果達成の陰にはアルカリイオン整水器検討委員会各委員の協力と，業者側の団体であるアルカリイオン整水器協議会の熱意と我慢強さがあったことが大きいと考えている。

　さらに，今回の試験で便通異常にプラセボ群でもかなり有効性が証明されたことは，恐らく昔から言われていた水を飲む効用を初めて臨床的に実証したものと思われる。

　なお，これ以外の種々の検討項目は現在も進行中であるが，科学的根拠とは関係がないので割愛する。

表5-3 アルカリイオン水の化学組成

	$[Ca^{2+}]$ (mM)	$[Mg^{2+}]$ (mM)	$[Na^+]$ (mM)	$[K^+]$ (mM)	$[Cl^-]$ (mM)	$[SO_4^{2-}]$ (mM)	$[H_2]$ (mM)	酸化還元電位 (mV vs. SCE)	pH
原水 (水道水)	0.35	0.19	0.87	0.03	0.82	0.10	0	320	6.8
アルカリ イオン水	0.58	0.25	1.09	0.07	0.07	0.01	0.80	-620	9.5

(4) 本研究により科学的根拠として考察できる事項

1) アルカリイオン水の安全性

pH 9.5～10 の範囲のアルカリイオン水は物性試験および動物安全性試験の結果，長期間飲用しても安全性に問題はないとの結論が得られた。pH 11 のアルカリイオン水飲用においては血清カリウム濃度が一過性に上昇する症例がみられ，機序は明らかではないが避けるほうがよいと判断し，上記の範囲を勧告した。

2) プラセボの研究による飲料水増加の効用

水を飲むことにより大便の量が多くなり，性状も軟らかくなって糞便排泄速度の短縮が期待できる。また，糞便中に含まれる有害物質（胆汁酸など発がん物質など）と腸管粘膜との接触時間の短縮により疾患の予防につながる。

3) アルカリイオン水による効用

上記2）の効果に加えて，アルカリイオン水は電解により細胞内ミネラルであるカリウム，マグネシウムが増加することが認められている。高齢になると体内の水分量が減少することが知られているが，細胞外液はあまり減少せず，細胞内液が特に減少することになる。しかし，アルカリイオン水を飲用すると，細胞内イオンが上昇することにより細胞内液量も増加するため，高齢者の水分保持に有効であると言える。

最近の研究の進展により，アルカリイオン水中の水素が有効成分であるとする説が出されている。しかし，この問題はまだ研究進行中であり，科学的根拠とするにはさらなる研究が必要である。

第6章

サプリメントの研究開発における課題と展望

蒲 原 聖 可[*]

1. サプリメント研究開発の現状と課題

(1) サプリメントの適正使用とエビデンスの構築

1) 医療従事者における関心

　近年,サプリメント・機能性食品素材(いわゆる健康食品)を利用する消費者が増加し,医療従事者の間でも,サプリメントの適正使用への関心が高まりつつある。

　例えば,東京都福祉保健局によって行われた『医療関係者の「健康食品」への対応等に係る調査』では,医師は約6割,薬剤師は約9割が"健康食品"への関心を持っているとされた。"健康食品"に関する患者からの相談頻度に関して,開業医師,開業薬剤師から得た結果によると,「ほぼ毎日相談を受けている」と「週に1回相談を受けている」が開業医師は約3割,開業薬剤師が約4割であったという。一方,医師は約8割,薬剤師は約6割が,健康食品に関する制度について,「よく知らない」,「名前は知っているが,内容については自信がない」という結果が示された。また,調査対象とした医療関係者の7割以上が,患者の"健康食品"の使用について,「場合によっては中止してもらう」ことを基本的考え方としていた。

＊　健康科学大学, DHC 研究顧問

現状では，サプリメントに関して，医療従事者を対象にした適正使用のためのガイドラインやモノグラフなど学術的な情報提供が十分ではないため，日常診療での的確な判断が容易ではないと推察される．実際，各学会主導で設定されている疾患別診療ガイドラインでは，サプリメントや健康食品への言及はほとんどなされていない．

2) 厚生労働省の施策

厚生労働省は，サプリメント（いわゆる健康食品）に関して，アドバイザリースタッフ制度や第三者認証制度に関する考え方を示している．前者は，サプリメントの情報提供を行う立場の人についてのしくみであり，後者は，サプリメント製品の安全性担保についてのしくみである．

まず，2002年，「保健機能食品等に係るアドバイザリースタッフの養成に関する基本的考え方について」とする通知により，保健機能食品やその他のいわゆる健康食品に関して，消費者に適切に情報を提供し，消費者が気軽に相談できる者（＝アドバイザリースタッフ）の養成に関する基本的な考え方を示した．この後，さまざまな団体による民間資格のビジネスモデルが登場し，現在，数千名以上を認定した民間資格が複数存在する．今後，このアドバイザリー制度に基づく民間資格者をどのように活用するかが課題である．

次に，厚生労働省「健康食品の安全性確保に関する検討会」を経て，2008年に公表された『「健康食品」の安全性確保に関する検討会報告書について』では，健康食品の安全性を担保するための方策として，第三者機関が確認するしくみ（第三者認証）の創設を提言している．現在，関連する複数の団体が，具体的な事業モデルを進めている．

医療用医薬品のような厳しい規制を受けていないサプリメントに対して，民間レベルでのビジネスモデルとして，第三者認証というしくみはアメリカでも認められる．しかし，第三者認証には一定のコストが発生し，それらは最終製品に反映されることから，最終的には消費者の負担となる．したがって，メーカー側には，自社製品の信頼性について，第三者認証によるのではなく，自らのブランディングを構築するという選択もありうる．

1. サプリメント研究開発の現状と課題

表6-1 サプリメント・健康食品に関連する近年の動向と課題

1. 安全性の担保について[*1] 　—製造管理におけるGMP準拠の整備 　—第三者認証制度の導入 2. 消費者への情報伝達[*2] 　"アドバイザリースタッフ"の養成に関する厚生労働省の指針 　—消費者に対して，保健機能食品や健康食品に関する情報提供を行う 　—民間団体が養成の実施主体 　—例：NR（栄養情報担当者），サプリメントアドバイザーなど民間資格多数 3. EBMをめぐるジレンマ 　科学的根拠の構築を求められる 　ただし，薬事法等の規制により，効能効果は表示できない 　食品成分であり，一般に，医療用医薬品のような特許取得は困難

[*1] 厚生労働省「健康食品」の安全性確保に関する検討会報告書，2008年7月4日
[*2] 保健機能食品等に係るアドバイザリースタッフの養成に関する基本的考え方について，2002年2月21日 食発第0221002号

今後，厚生労働省によるこれらの施策が，サプリメントの適正使用という点で，消費者や医療関係者にとって有用なものとして機能しているかどうか，検証が求められる（表6-1）。

3) EBMをめぐるジレンマ

サプリメントの研究開発に際して，現状の食薬区分のしくみでは，ある種のジレンマが生じうる。

近年，科学的根拠に基づく医療（evidence-based medicine：EBM）という概念が知られるようになり，医療用医薬品のみならず，食品成分であるサプリメント・機能性食品成分についても，エビデンス・科学的根拠が求められるようになった。

確かに，医療従事者にとって，サプリメントの適正使用のためには，その機能性成分の安全性と有効性に関する情報が必要である。したがって，サプリメントの研究開発においても，産学協同研究などを通じて臨床研究が進められており，一定のエビデンスが構築されつつある。

一方，薬事法や景品表示法，健康増進法など関連法規の規制のため，食薬区分において食品に分類されるサプリメント・健康食品では，臨床試験で得られた有効性に関する研究データを消費者に提供できない（健康強調表示が表示できない）というジレンマが，研究を推進するメーカー側に生じうる。

なお，特定保健用食品（トクホ）の健康強調表示は，多くが整腸作用に関する表示であり，一部に生活習慣病関連（血圧が高め，血糖値が高め）の表示がある。しかし，これらは必ずしも消費者の求める情報と一致しているわけではない。例えば，免疫調節作用や抗酸化作用，抗炎症作用といった表示は認められないので，疾病予防や補完療法の点からは，トクホの表示では十分に対応できていない。

また，栄養機能食品の表示は，ビタミンとミネラルに限られており，健常人における食生活の補完という点からは一定の意義があるが，積極的なサプリメントの利用による健康保持・疾病予防という視点からは十分とは言えない。

これまで，安全性や有効性を示す科学的根拠に関して，サプリメント・健康食品は，医療用医薬品よりも十分ではないことが問題とされてきた。しかし近年，多くの臨床研究が実施されており，サプリメント・健康食品成分についてエビデンスが集積されるようになった。

かつて，サプリメント・健康食品は，"安全かどうか"や"効果があるかどうか"を議論する時期があった。しかし現在では，「どのような健康状態や病態・病気の人に，どのサプリメント製品を適切に投与するのか」という適正使用に関するエビデンスの構築と提供の段階にある。したがって，機能性食品・サプリメントの法的な位置付けを明確にし，安全性担保に向けた規制を強化するとともに，有効性（効能効果）・健康強調表示についての環境整備が急務である。

（2）エビデンスの構築と提供における課題
1）食品成分としての課題

サプリメントの開発研究では，安全性および有効性に関するエビデンスの構築と提供が求められる。食薬区分を規定する現状の法制度では，サプリメント

は食品に分類されており,実際に,一般食品に含まれる機能性食品成分が多い。具体的には,各種のポリフェノール,ファイトケミカル類など植物性食品である(なお,サプリメントには,動物由来の素材,薬用植物・ハーブも存在する)。

化学的に合成された医薬品や薬用植物・ハーブ・生薬と比べて,食品成分の場合にはエビデンスの構築,特に有効性に関する科学的根拠の構築が容易ではない。この理由は,食品成分・機能性食品素材の特徴として,一般に介入の効果が小さく,作用発現が緩徐であることにある(薬用植物・ハーブの場合は,例外もある)。そのため,ヒト臨床研究では,被験者の背景など交絡因子の影響を受けやすく,医薬品成分と同一のアウトカム設定では有意差が得られにくい。

つまり,介入の効果・効果のサイズが大きな医薬品や生薬であれば,2か月や3か月といった時間軸での臨床研究が可能である。それに対して,食品成分の健康保持作用や疾病予防効果をみるためには,長期間が必要であり,介入試験は容易ではない。しかし,数か月以上から年単位に及ぶような期間での介入試験の設定は,コスト面からも困難である。

2) 有病者の利用増加

近年,各種の補完代替医療利用状況調査において,サプリメント・健康食品の利用率が報告され,その高さが注目されてきた。

例えば著者らは,2002年に東京医科大学病院の健康診断受診者を対象にして,補完代替医療(complementary and alternative medicine:CAM)の利用状況を調査した。1,530名の有効回答を解析した結果,42.7%がサプリメントを利用し,12.7%はハーブ(薬用植物)類を用いていることが明らかとなった。この調査では,病院を受診した際,利用しているサプリメントについて,医師に自己申告した人の割合は,ビタミン・ミネラルでは14.3%,それ以外では4.5%にしかすぎないという結果が得られた(表6-2)。

また,山下らにより2002年に報告された全国調査でも,43.1%がサプリメントを利用していることが示された。その後も,国民健康・栄養調査など各種の調査によって,一般消費者の間でサプリメント・健康食品が広く利用されていることが報告されている。このようなわが国におけるサプリメント利用者の

表6-2 東京医科大学病院受診者における補完代替医療の利用状況

代替医療の種類	過去1年間に利用した人の割合（%）
サプリメント	42.7%
マッサージ	30.8%
リフレクソロジー	20.1%
アロマテラピー	14.8%
ハーブ	12.7%
指圧	12.5%
漢方薬（OTC）	10.4%
整体	9.5%
鍼灸	7.4%
電圧・磁気療法	5.4%
温泉療法	5.2%
カイロプラクティック	3.5%
ヨーガ	2.4%
気功	1.7%
太極拳	1.0%

2001年12月〜2002年6月, 4,273人を対象に調査し, 1,530人(35.8%)より回答を得た。65.1%の人が過去1年間に何らかの代替医療を利用していた。
Kamohara, 2002

増加の背景には，健康志向の高まり，経済的なインセンティブ，エビデンスの構築といった動向が考えられる（表6-3）。

その他，アメリカFDAによる2002年の調査では，73.0%の人が過去1年間に何らかのサプリメントを利用していたという。サプリメントの内訳では，マルチビタミン・マルチミネラルが85.0%を占めていた。ビタミン・ミネラル以外のサプリメントでは，エキナセアやガーリック，イチョウ葉が上位であり，魚油・n−3系必須脂肪酸（EPA, DHA）やグルコサミンも利用率の高い成分であった。

さらに，サプリメントは健常人が健康保持・疾病予防のために利用するだけではなく，有病者の間でも症状の改善などを目的として用いられるようになった。すでにさまざまな疾患の患者群におけるサプリメントの利用状況調査が報告されている。特に，がん患者やがん生存者（サバイバー）の間では，サプリ

表6-3 サプリメント利用増加の理由

①健康志向の高まり 　・健康増進/疾病予防に対する意識の高まり 　・"健康寿命"や"ヘルシーエイジング"の認知 　・メタボリックシンドロームやアンチエイジングなど新規分野の拡大 ②経済的な動機付け 　・健康保険制度の変更（自己負担の増加） 　・健康食品/サプリメントの価格の適正化 ③適正使用のためのエビデンスの構築 　・品質管理：GMP 準拠による製造管理 　・安全性および有効性を示すランダム化比較試験の増加
⇩
セルフケア，セルフメディケーションとしてサプリメント/健康食品の利用増加

メント・健康食品などCAMの利用率が高いことが知られている。

3) 研究におけるアウトカムの設定

サプリメントの開発研究では，機能性食品素材の評価に際して，適切なアウトカムの設定が課題のひとつである。

例えば，がん，高血圧，糖尿病，脂質異常症といった疾病の指標に関して，医療用医薬品と同様に，腫瘍縮小，血圧値，血糖値，コレステロール値などで有効性が示される場合，サプリメント利用は受け入れられやすい。

具体例として，紅麹による脂質代謝改善作用は，スタチン剤と同等の効果が得られ，かつ副作用が少ないことが示されている。アメリカで報告された臨床試験では，スタチン不耐症患者を対象に紅麹が投与され，筋痛症・横紋筋融解症といった副作用を生じることなく，LDLコレステロール低下作用が示された（表6-4）。

一方，機能性食品成分の抗酸化作用や抗炎症作用を介した疾病予防作用については，従来のサロゲートマーカーでは有意差が得られるとは限らない。前述のように，機能性食品成分の介入効果は医療用医薬品の成分に比べて，緩徐であり，交絡因子の影響を受けやすいからである。したがって，新規バイオマー

表6-4 紅麹 (*Monascus purpureus*, red yeast rice)

目的 スタチン不耐症の脂質異常症患者を対象に，紅麹の有効性と許容性を検討
方法 筋痛症のためにスタチンを中止した既往を有する脂質異常症患者62名を対象に，ランダム化プラセボ対照法にて，1日当たり3,600 mg（分2）の紅麹（$n=31$）あるいはプラセボ（$n=31$）を12週間投与（両群ともライフスタイル療法プログラムと併用）
結果 紅麹投与群：LDLが前値と比べて12週後には43 mg/dL低下，24週後には35 mg/dL低下 プラセボ群：LDLは，12週後に11 mg/dL低下，24週後に15 mg/dL低下 LDL値は，プラセボ群に比べて，紅麹投与群にて有意に低下（12週後；$p<0.001$，24週後；$p=0.011$） 総コレステロール値も有意な低下（12週後；$p<0.001$，24週後；$p=0.016$） なお，HDLコレステロール，中性脂肪，肝逸脱酵素，CPK，体重，疼痛スコアなどの指標については，紅麹投与群とプラセボ群との間で有意な差はなし
考察 紅麹は，スタチン不耐症の脂質異常症患者に対して，治療の選択肢のひとつと考えられる

Ann Intern Med, 2009；150；830-839

カーおよびアウトカムの設定を検討する必要がある（図6-1）。

　医療用医薬品の新規成分であれば，化学的に合成される単一成分に対して特許が認められ，かつ，保険薬として収載されることによって，研究開発や臨床試験のコストの回収が可能となる。

　一般に，食品に由来する機能性成分であるサプリメントでは作用発現が緩徐であり，検証のために長期の介入試験を行っても，適切なアウトカムやサロゲートマーカーを設定しなければ，被験者の交絡因子の差異により偽陰性と判断される可能性がある。

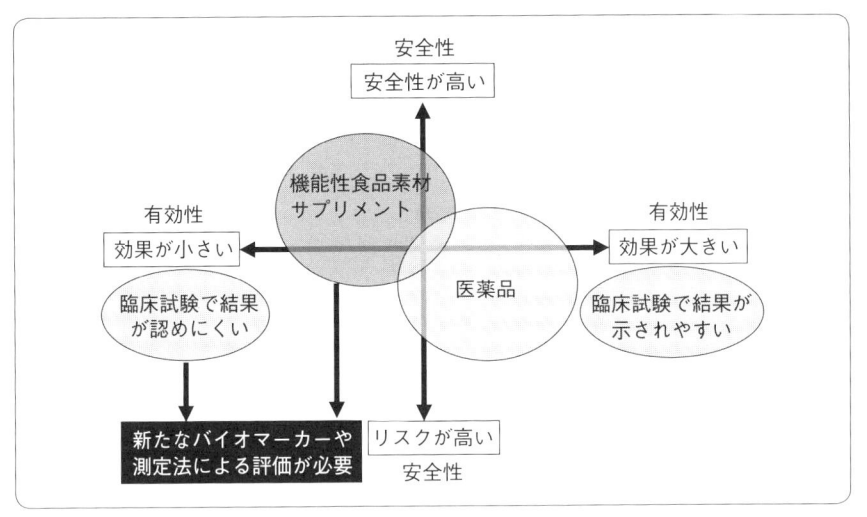

図6-1 科学的根拠：有効性と安全性

2．サプリメントの適正使用における情報提供の課題

(1) 情報提供の現状と課題

1) 科学的根拠の提供

　サプリメントの適正使用という目的では，現時点でのEBMの提供に関する課題が多い。

　現在，サプリメントに関して，医療従事者を対象にした学術的な情報提供が，質および量ともに十分ではないため，日常診療での的確な判断が容易ではないと推察される。そこで，サプリメントの有効性および安全性に関する科学的根拠，用法・用量，有害事象といった情報を含むモノグラフの提示が必要である。さらに，個別のサプリメント製品に関して，第三者機関などを介した機能評価システムの構築も選択肢のひとつとなる。

　最近では，臨床医向けの専門誌がサプリメントや健康食品についての特集を掲載することも多くなった。しかし，それらの記事のなかには，一次資料である原著論文の質（実験手法や評価法等）を十分に検証せずに，結果のみ紹介し

たり，出版バイアスを検討せずに論文を引用したりというケースが頻繁にみられる。また，メタ解析や総説を無批判に受け入れ，転載しただけの解説記事やコメントも散見される。わが国におけるサプリメントの情報には，知識不足や誤解に基づく記述が少なくないと感じる。

2) サプリメントの用法・用量と安全性

伝統医療で用いられてきたハーブや薬用植物に由来するサプリメントの場合，用法・用量は，伝統的な投与方法および臨床試験のデータに基づき摂取目安量が決められている。しかし，天然成分に由来するサプリメントでは，有効性と安全性を均衡させたうえで，各個人の状態に最適な用法・用量を導き出すのは容易ではない。個別の製品の品質や用量が製造者によって異なることも少なくない。また，ハーブ・薬用植物では，有効成分の同定や作用機序の解明が十分ではない場合もある。したがって，有効成分の含有量や活性等に基づく製品の標準化規格も一部にしか適応できない。そのため，摂取目安量にしたがってサプリメントを利用しても，必ずしも期待される効能・効果が得られるとは限らない。

なお，安全性に関して，アメリカでは一般的安全認定（generally recognized as safe：GRAS）とした食品成分やハーブが公開されている。

3) サプリメントと有害事象報告

近年，サプリメント摂取に伴う有害事象が報告されるようになった。多くは因果関係を問わないという報告であり，今後，実際の因果関係の有無，その作用機序等の解明が必要となる。

一般に，サプリメントによる有害事象は，①製品の品質管理に問題がある場合，②宿主側・ホスト側に原因のある場合，に大別できる。これらは原因が全く異なるため，医学的には明確に区別されるケースである。しかし，現時点での関係省庁の発表やわが国のマスコミではすべて同様に扱われ，報道されている。消費者保護の視点からの情報提供が優先されるのは言うまでもないが，一方で，現状では情報がよく整理されず，専門家による十分な検討を経ずに公開されるために，臨床現場に混乱を生じることもある。

近年，サプリメントの普及に伴い，利用者が急増する一方，法的には食品扱いであるため，品質管理が十分になされていない製品が一部に流通し，健康被害を生じていると推定される。しかし現在では，健康食品の適正製造規範（good manufacturing practice：GMP）に準拠した品質管理が行われるようになり，少なくとも国内の大手メーカーの製品であれば，適正な品質と考えられる（なお，安全性・有効性に加えて，経済性についての検討も必要である）。

一般に，機能性食品・サプリメントによる副作用報告では，重篤なケースはまれである。したがって，医師あるいは消費者が，適切な品質管理の下に調整・製品化されたサプリメントを利用する際，対象疾患や用法・用量を誤らない限り，問題は生じにくいであろう。一方，医薬品の場合は対象となる疾患が異なることもあり，死亡例を含む有害事象が多数報告されているのは周知の事実である。例えば，アメリカの報告によると，1994年，処方箋約30億枚に対して，約200万人が副作用で入院，約10万人が死亡した。これは全米の死因の第4位に相当し，副作用により派生した医療費は約8.4兆円に達するという。

4) サプリメントと医薬品の相互作用

従来，医薬品・食品・サプリメントの組み合わせによる相互作用に関して，理論上の可能性から実際の症例報告まで知られてきた。特に2000年ごろから，欧米ではハーブサプリメントと医薬品との併用による相互作用が注目されるようになった。

相互作用に際して問題になるのは，サプリメント摂取の自己申告率の低さである。東京医科大学において著者らが行った前述の研究では，何らかの補完代替医療（CAM）を利用していると答えた人が病院を受診した際，そのCAMについて担当医に自己申告したかどうかを調査した。その結果，医師に申告した人の割合は，ビタミン・ミネラル類では14.3％，それ以外のサプリメントでは4.5％にしかすぎなかった。また，病院を受診した理由として，35.5％の人はCAMを利用しているのと同じ病気や症状をあげた。

サプリメントと医薬品の相互作用メカニズムには，薬動態学的機序と薬力学的機序の2つが存在する。これらのうち，薬動態学的機序における代謝への影

響として，肝薬剤代謝酵素である肝チトクローム P-450（CYP）の阻害および誘導による相互作用が報告されてきた。CYP を介して医薬品との相互作用を持つハーブとして，セントジョーンズワート（St. John's Wort，学名：*Hypericum perforatum*，和名：セイヨウオトギリソウ）がよく知られている。セントジョーンズワートは，CYP のうち，いくつかの分子種の酵素を誘導し，併用薬の血中濃度を低下させる。薬力学的機序による相互作用は，医薬品の血中濃度変化を伴わない作用である。例えば，受容体への結合阻害等が知られている。

なお近年，薬剤師の業務である持参薬管理において，従来の医薬品に加えて，サプリメント・健康食品も対象として考慮されるようになり，適正使用に向けた整備が進みつつある。もちろん，医師による問診の重要性については言うまでもない。

（2）エビデンス構築の具体例

1）研究知見の集積による変遷

サプリメントの研究開発をみると，研究の集積によるエビデンス構築の結果，作用機序が新たに見いだされたり，新たなアウトカムによる評価が行われたりした機能性成分が存在する。また，基礎研究による作用機序の解明，安全性と有効性の検証が行われ，臨床研究が開始されてきた成分も存在する。これらのなかから，グルコサミンとクルクミンを具体例として取り上げる。これらの成分に関する科学的根拠の構築・収集・提供の過程は，今後，新しいサプリメントの開発に際して参考となるであろう。

2）グルコサミンに関する知見

a　グルコサミンとは　　グルコサミン（glucosamine）は，グルコースにアミノ基が結合したアミノ糖の一種であり，軟骨の構成成分であるムコ多糖類の構成成分となる。変形性関節症や関節炎に伴う症状に対する一定の効果が報告されており，コンドロイチン（chondroitin）と併用されることも多い。欧米やわが国で行われた数多くの臨床試験によって，関節炎や関節症に伴う疼痛を軽減し，関節の可動性を改善することが示されてきた。さらに，グルコサミンは疼

痛軽減効果の有無にかかわりなく，人工膝関節置換術を減少するという研究も報告されている。

　グルコサミンは，塩酸グルコサミンあるいは硫酸グルコサミンとしてサプリメント製品に用いられており，それぞれについてヒト体内動態が示されている（なお，わが国の食薬区分では，"グルコサミン塩酸塩"は"非医薬品"とされている）。

b　グルコサミンの適応　　臨床試験では，変形性膝関節症等の関節障害の患者に対して，グルコサミン（硫酸塩あるいは塩酸塩）を経口投与することによる改善効果が示されてきた。20報のランダム化比較試験を対象にしたCochraneレビューでは，合計2,570名の被験者で，疼痛やLequesne indexにおいてグルコサミンの効果が示唆された。

　グルコサミンの摂取により，変形性関節症や関節炎に伴う症状の予防や改善，関節軟骨の修復・保護作用が期待される。ただし，適正な用法・用量での利用が前提である。一般には，1日当たり1,500〜1,800 mgでの投与が多い。なお，有効性の判定に要する投与期間は，4〜6か月間である（2〜3か月の投与では不十分）。

c　情報伝達物質としての働き　　グルコサミンは，グリコサミノグリカン（glycosaminoglycan）と総称される分子の合成に必要な成分であり，各組織の柔軟性や弾力性に寄与している。グルコサミンの作用機序として，初期の研究では，構成成分としてのグルコサミンを経口摂取すると，消化管から吸収され，関節軟骨等の成分として直接的に利用されると考えられてきた。しかし現在では，グルコサミンは細胞内情報伝達機構に作用する分子であり，NF-κBなどの抑制を介した作用，IL-8プロモーター領域のメチル化抑制作用などの機序が示されている（つまり，「軟骨成分を摂取することで，その成分が再構築や修復に用いられる」というメカニズムではない）。つまり，グルコサミンは非臨床研究の知見が集積され，新たな作用機序が示された事例である。

d　ネガティブデータのメタ解析　　2010年9月16日のBritish Medical Journal（BMJ）（電子版）に，スイス・ベルン大学のWandelらによるネットワーク・メタ解析が発表された。それによると，変形性膝関節症（膝OA）あるいは変

形性腰椎症（腰 OA）に対して，グルコサミン，コンドロイチン，グルコサミン＋コンドロイチンの投与を行っても，関節の疼痛軽減や関節腔への作用は認められなかったという。

　この BMJ のメタ解析は，Medline や Embase などのデータベースを用いて，2010 年 6 月までの臨床研究から，膝 OA あるいは腰 OA の 100 症例以上を対象としたランダム化比較試験（RCT）の 58 報を抽出し，12 報（10 試験）を解析している（この抽出の過程で，優れた介入試験が除かれている）。

　解析された 10 試験の内訳は，①グルコサミンプラセボ対照 RCT が 6 報，②コンドロイチンプラセボ対照 RCT が 3 報，③グルコサミン vs. コンドロイチン vs. グルコサミン/コンドロイチン併用 vs. プラセボが 1 報である。これらのうち，グルコサミンの RCT では①の 6 報での被験者数は 100 名強であった（グルコサミン群；101～126 名，プラセボ対照群；101～126 名）。これに対し，④の 1 報は，各群が 300 名を超えた被験者数であり，メタ解析において影響を与えている。BMJ のメタ解析では，疼痛軽減効果などは，グルコサミン favor 側の傾向にあるが，臨床的に有意差は示されていない。

e　アメリカの GAIT 1 試験

BMJ のメタ解析において，ネガティブなバイアスを与えたのは，2006 年に Clegg らにより NEJM に報告された RCT である。この RCT は，GAIT（glucosamine/chondroitin arthritis intervention trial）1 として知られている。

　GAIT1 は，① NIH（アメリカ国立衛生研究所）の NCCAM（国立補完代替医療センター）のグラントで行われた研究，② New England Journal of Medicine（NEJM）に掲載，③結論はネガティブデータ，であったことから，メディアで大きく報道された。

　GAIT1 は，①プラセボ対照（$n=313$），②グルコサミン塩酸 1,500 mg（$n=317$），③コンドロイチン硫酸 1,200 mg（$n=318$），④グルコサミン塩酸 1,500 mg/コンドロイチン硫酸 1,200 mg 併用（$n=317$），⑤ポジティブ対照のセレコキシブ（COX-2 阻害剤，セレブレックス）（$n=318$）の 5 群を比較した RCT である。結果は，グルコサミン，コンドロイチン，両者の併用群，プラセボ群に関して

有意差が認められなかったとされている。

論文抄録の結論のみ，あるいはメディア報道の見出しだけをみて，グルコサミンあるいはコンドロイチンに効果がない，との誤解が一人歩きしている。しかし実は，GAIT1 は検証方法に問題があり，不適切な RCT である。

なお，層別解析によると，中等度から重症の患者群において，グルコサミン/コンドロイチン併用群は，アクティブ対照群のセレコキシブ(COX-2 阻害剤)群よりも，関節痛/関節機能の指標において改善を示した。

f RCT として失敗 GAIT1 が失敗した RCT であり，グルコサミンの有効性の検証ができていない主な理由は次の点にある。

一つめは，主アウトカムについて，プラセボ群の改善率（プライマリ反応）が高すぎることである〔主アウトカムは，WOMAC（関節疼痛，可動域）疼痛スコアが 20％低下した被験者の割合〕。試験終了時である 24 週の時点での改善率は，①プラセボ対照 60.1％，②グルコサミン 64.0％，③コンドロイチン 65.4％，④グルコサミン/コンドロイチン併用 66.6％，⑤セレコキシブ 70.1％であった。プラセボ群に対してセレコキシブ群のみ有意差あり，という結果である。プラセボ群での主アウトカムの反応率が 60％を超えている RCT は，例えば，FDA（アメリカ食品医薬品局）では医薬品の審査に用いられない〔試験開始 4 週の時点で，プラセボ群での主アウトカムの反応率（改善率）が 40 数％に達している〕。

二つめは層別解析で，中等度から重症の患者群において，アクティブ対照群が，プラセボ群と有意差がない点である。つまり，本来，最も効果を示すべき患者群（症状を有する患者群）において，COX-2 阻害剤投与群は，プラセボ群と有意差がなかったのである（一方，前述のように，中等度から重症の患者群では，グルコサミン/コンドロイチン併用群は，プラセボ群に比べて，有意な改善効果を示した）。

g GAIT2 の間違い 2008 年，関節疾患の専門誌に，GAIT1 のフォローアップ研究である GAIT2 が報告された。

GAIT2 では，GAIT1 の 2 年後の関節裂隙幅（joint space width : JSW）の狭小化をアウトカムとしており，各群の値（単位 mm）は，①プラセボ対照 0.166，

②グルコサミン 0.013, ③コンドロイチン 0.107, ④グルコサミン/コンドロイチン併用 0.194, ⑤セレコキシブ 0.111 であった.

GAIT2 には決定的な誤りがある. それは, JSW の X 線測定誤差が 0.16 mm に達しており, プラセボ群の変化 (0.166 mm) と同程度となっている点である. 既報の臨床研究では, 測定誤差は 0.09 mm 程度であり, GAIT2 でも, 試験実施前にはそれと同程度を想定していたが, 結果的には大きな測定誤差が生じた (これは, 例えば, 測定誤差が 60 kg の体重計を用いて, 体重 60 kg の A 氏と体重 100 kg の B 氏の体重が同じと言っているようなものである). GAIT2 は適切な評価手法を用いていないため, 公表する価値がないという一部の反対意見にもかかわらず, ネガティブデータ (グルコサミン投与群とプラセボ群に有意差が認められなかった) として発表された.

h **EULAR ではレベル A**　　今後, グルコサミンの有効性に関するメタ解析では, GAIT1 や GAIT2 を対象とすることで,「グルコサミンには効果がない」といった誤った結論を出すことが推察される.

例えば, 冒頭で取り上げた BMJ のネットワーク・メタ解析では, 58 報の RCT を抽出したにもかかわらず特定の RCT を除外し, 結果的に GAIT1 を含む 10 報しか解析の対象としていない.

アメリカのように, 医療に民間の競争原理を導入した社会では, 医学医療のエビデンス構築の過程において, 政治的な介入がなされることで, 科学的公正さが失われることがある. ヨーロッパでは, 関節疾患に対して, EULAR (European League Against Rheumatism) が, エビデンスの収集・構築・提供を行っている. 変形性膝関節症に対して, グルコサミンおよびコンドロイチンは, エビデンスレベル 1A, 推奨度 (A, B, C の 3 段階) は A である.

i **人工膝関節置換術を減少**　　グルコサミンの有効性に関する評価指標として, WOMAC (関節疼痛, 可動域), 関節裂隙などが用いられる. 疼痛が軽減されれば, QOL が改善するので, VAS (visual analog scale) による評価であっても, 一定の臨床的意義は期待できるであろう.

一方, グルコサミンの長期投与は, 疼痛軽減の有無とは無関係に, 人工膝関

節置換術を減少するという研究がベルギーのグループから報告されている.それによると,変形性膝関節症患者340名を対象に,グルコサミン硫酸塩あるいはプラセボを1年間以上投与し,その後5年間のフォローアップが行われた.試験の結果,投与被験者340名のうち275名(81%)が少なくとも12か月間の投与(内訳:グルコサミン投与群144名,プラセボ群131名)を受け,5年間のフォローアップ中,人工膝関節置換術を受けた被験者の割合は,プラセボ投与群:131名中19名(14.5%) vs. グルコサミン投与群:144名中9名(6.3%) ($p=0.024$, RR:0.43:95% CI:0.20-0.92)であった.つまり,グルコサミン投与群はプラセボ群に比べて,人工膝関節置換術施行が57%減少した.

j **メタ解析には要注意** 近年,サプリメントのRCTに関連して,ネガティブデータがNEJMやJAMAといったメジャーな西洋医学誌にて散見される.それらのなかには,ニューヨークタイムズやABCニュースなどのメディアにネガティブな見出しが報道され,該当するサプリメント製品の売り上げが減少し,同等の効能を有する医薬品(処方箋薬)の売り上げが維持される,といったことがアメリカで生じたことがある.

従来,出版バイアスとして,サプリメントのネガティブデータが発表されないという議論があった.しかし近年,機能性食品成分のRCTが増加し,一定のエビデンスが構築されつつあるなかで,これまでとは異なる意味での出版バイアスが(少なくともアメリカでは)みられるようになった.

k **糖代謝に影響しない** グルコサミンに関連する有害事象として,糖代謝への影響が示唆される予備的な研究があることから,糖尿病患者ではグルコサミン摂取に注意するべき,という文献上の記載がみられる.しかし最新のレビューでは,グルコサミンによる糖代謝への影響(インスリン感受性や耐糖能)を介した有害事象に関しては,研究デザイン等の限界から,臨床的意義の妥当性(臨床的な蓋然性)に疑問が残るとされた.現時点では,グルコサミンの摂取は健常人,糖尿病患者,耐糖能異常を有する糖尿病予備軍のいずれにおいても,空腹時血糖値,糖代謝,インスリン感受性に有意な影響を与えることはない.

3) クルクミンのエビデンス構築

a　クルクミンとは　クルクミンは，ウコン（学名：*Curcuma longa*）の有効成分のひとつであり，ファイトケミカルに分類される．この10年ほどの間に多くの非臨床研究が行われ，抗炎症作用や抗酸化作用，抗がん作用，細胞増殖抑制作用が報告されてきた．また，細胞内情報伝達に関与する分子メカニズムの解明も進展してきた．さらに近年，予備的な臨床研究も開始され，進行がん（膵臓がん），多発性骨髄腫，大腸腺腫への投与が行われている．

b　非臨床研究の集積　わが国では，ウコンは肝機能保護を目的として，特に飲酒時に利用する機能性食品として認知されている．一方，アメリカを中心に，クルクミンに関する非臨床研究・基礎研究が集積された結果，抗がん作用に関する分子機序が明らかにされてきた．特に，NF-κB の抑制を介して，抗炎症作用や抗がん作用を発揮することが示されている．また，クルクミンによる抗がん作用に関して，膵臓がんにおいてゲムシタビンとの併用によるシナジーを示した研究も知られている．

クルクミンによる疾病予防・治療に関する基礎研究/臨床研究は，神経変性疾患，アルツハイマー病，多発性硬化症，パーキンソン病，てんかん，脳障害，心血管疾患，アレルギー，喘息，炎症性腸疾患，関節リウマチ，腎虚血，乾癬，強皮症，糖尿病，うつ病，疲労，HIV といった疾患を対象に数多く示されてきた．

c　臨床研究の開始　クルクミンに関して多くの非臨床研究データが蓄積されたため，近年，臨床研究も開始されている．

まず，第Ⅰ相臨床試験として用量漸増試験が行われ，健常人 24 名を対象に，クルクミンを 500，1,000，2,000，4,000，6,000，8,000 mg の用量にて単回投与した結果，認容性が示された．

アメリカでは，進行がん（膵臓がん），多発性骨髄腫，大腸腺腫などに対して，ウコン由来のクルクミンを投与する臨床研究が行われており，一定の効果が認められている．具体的には，大腸がん患者にクルクミンを 3,600 mg/日の用量で 7 日間投与した結果，大腸がん組織において DNA 酸化障害マーカーが低下

したというデータがある。また，進行膵臓がん患者25名を対象にした第Ⅱ相試験では，1日当たり 8,000 mg のクルクミンを8週間経口投与し，2名において腫瘍の縮小や血中 CA125 の低下など有効性が示唆された。その他，軽症から中等度のアルツハイマー病患者にクルクミンを投与した臨床研究も報告されている。

d　細粒化製剤の開発　　クルクミンは吸収効率が低いという弱点があり，アメリカでの臨床試験では，1日当たりの投与量が 8,000 mg と設定されてきた。このため，摂取コンプライアンスが問題となる。そこで近年，細粒化とサスペンジョン技術により吸収率を飛躍的に高めたクルクミン剤が開発された。この細粒化クルクミン剤は，非臨床試験（ラット）において血中濃度（area under curve：AUC）がクルクミン原末に比べて 30 倍以上に増加したという。また，ヒト臨床研究でも速やかな吸収が確認されている。

クルクミンは，この 10 年ほどの間に非臨床研究の集積から臨床試験の開始，吸収率を改善した剤形の開発など，顕著な進展を示した機能性食品成分の代表である。

3．サプリメント研究開発における今後の展望

(1) オミックス研究によるエビデンスの構築

1) オミックス研究

近年，トランスレーショナルリサーチの一環として，ゲノミクスやトランスクリプトーム，プロテオミクスといったオミックス（Omics）研究の手法が用いられている。

「Omics（オミックス）」とは，ゲノミクスやプロテオミクス，メタボロミクスなど「-omics」を語尾に持つ医学生物学研究を指す造語である。従来，遺伝情報の総体であるゲノム（genome）を対象とする研究は，ゲノミクス（genomics），タンパク質情報の総体であるプロテオーム（proteome）の研究は，プロテオミクス（proteomics）と呼ばれてきた。近年，研究対象となる網羅的

な生命分子がメタボローム（metabolome）やトランスクリプトーム（transcriptome）などに広がるにつれて，それらを総称して"Omics"と呼ぶようになった。

これらの研究方法は，個別化医療の確立を目指す近代西洋医学の分野で広く応用されるようになった。オミックス研究の手法は，サプリメント・健康食品の研究開発において，新規バイオマーカーの確立などによる寄与が期待される。

一般に，対象となる疾病や病態・病期が異なる場合，また，予防やQOLの改善，標準治療の補完といった目的で用いられる場合，医薬品と同じ評価指標を用いてサプリメントの有効性を検証することは，必ずしも適切ではない。サプリメントの安全性や有効性を検証するための介入試験では，アウトカムについて適切な指標の設定が求められる。例えば，従来の評価指標に加えて，オミックス技術などを応用した新規バイオマーカーによる評価法の検討も必要である。

今後，個別化医療としてのサプリメント療法の確立には，オミックス研究による個体差に基づいた知見の集積が，エビデンス構築の際に必要と考えられる（図6-2）。

なお，統合医療の分野では，食事や運動習慣といったライフスタイルへの介入によって遺伝子発現が変化することが知られている。これらのエピジェネティックな変化は，遺伝素因と環境要因から成る多因子遺伝性疾患において，生活習慣改善の重要性を示唆するものである。

2） プロテオミクスによる防風通聖散の解析

著者らは，トランスレーショナルリサーチの一環として，肥満に用いられる漢方薬"防風通聖散"の作用発現に関与する特異的なバイオマーカーを同定する目的で，血漿タンパク質を対象にした網羅的プロテオーム解析を行った。

プロテオーム（proteome）とは，"proteins expressed in compliment of genome"という意味の造語である。ヒトゲノムには約2万数千個の遺伝子があるとされ，それらから発現されるタンパク質の種類は数十万種類以上とも言われる。ポストゲノムの中心となるタンパク質の機能解析は，トランスレーショナルリサーチの主要課題である。同時に，ごく最近まである時点で発現してい

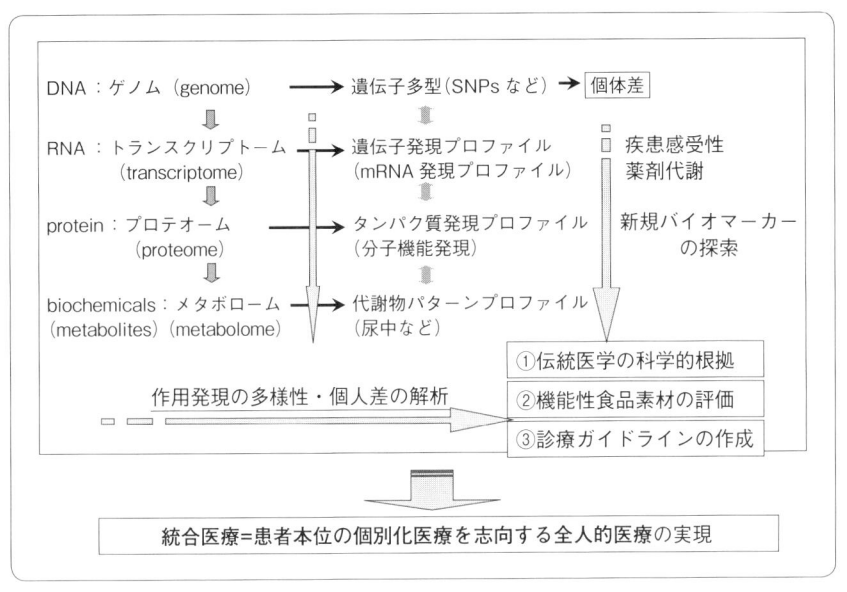

```
┌─────────────────────────────────────────────────────────────┐
│  DNA：ゲノム（genome）  ──→ 遺伝子多型（SNPs など）→ 個体差
│         ⇓
│  RNA：トランスクリプトーム ──→ 遺伝子発現プロファイル    疾患感受性
│       （transcriptome）       （mRNA 発現プロファイル）   薬剤代謝
│         ⇓
│  protein：プロテオーム   ──→ タンパク質発現プロファイル  新規バイオマーカー
│         （proteome）          （分子機能発現）            の探索
│         ⇓
│  biochemicals：メタボローム ──→ 代謝物パターンプロファイル
│  （metabolites）（metabolome）  （尿中など）
│                                        ┌──────────────────────┐
│      作用発現の多様性・個人差の解析    │①伝統医学の科学的根拠│
│      ══════════════════════════════⇒  │②機能性食品素材の評価│
│                                        │③診療ガイドラインの作成│
│                                        └──────────────────────┘
│                              ⇓
│         ┌──────────────────────────────────────────┐
│         │統合医療＝患者本位の個別化医療を志向する全人的医療の実現│
│         └──────────────────────────────────────────┘
└─────────────────────────────────────────────────────────────┘
```

図6-2 オミックス研究による機能性食品素材の評価

るタンパク質総体のスナップショット（プロテオーム）を得ることは困難であると考えられてきた．しかし，プロテオーム解析技術の急速な進歩により，今日ではヒト疾患の病態解明や治療への臨床応用が可能である．

　一般に，プロテオミクス研究は，発現プロテオミクス（expression proteomics）と細胞マッププロテオミクス（cell map proteomics）に分けられる．前者は，異なった状態にある組織や細胞，血漿などにおいて発現しているタンパク質群の量および種類を定量・比較する．これに対し後者は，タンパク質相互作用の場所や時間変化に関する情報を得ることを目的とし，タンパク質複合体を系統的に研究する．

　臨床医学への応用のためのトランスレーショナルリサーチとしての臨床プロテオミクス研究は，発現プロテオミクスから開始される．つまり，さまざまな疾患・病態に由来する臨床試料において，発現量の異なるタンパク質の検出・同定のための群間比較が行われる．

レスポンダーとノンレスポンダー間における血漿タンパク質の種類や発現量の差異を検証することで，防風通聖散に対する感受性に関連するバイオマーカーを同定できるだけでなく，肥満およびメタボリックシンドロームに関連するバイオマーカーの候補も検出できると推定される。

著者らは，先行研究であるランダム化プラセボ対照試験における防風通聖散投与群（富山大学，上馬場和夫ら）より，レスポンダー（R）とノンレスポンダー（N）を選び，血漿タンパク質の網羅的解析（メディカルプロテオスコープ，荻原淳ら）を行った。その結果，R 群と N 群との間には血漿タンパク質における顕著な差異の存在が認められた。プロテオーム解析により，R 群と N 群の差異に関連したペプチド由来シグナルを同定した。このように，伝統医療・補完代替医療の検証や統合医療における EBM の構築に際して，オミックス研究の応用が可能である。

（2）研究のアウトカムと方向性

1）患者指向の転帰

前述のように，サプリメントの研究開発では機能性素材に対する評価の際に適切なアウトカムの設定が求められる。一方，統合医療では，疾患指向の転帰よりも患者指向の転帰が重視される。そこで，サプリメントの臨床研究でも，サロゲートマーカーではなく患者指向の転帰・結果による評価方法が用いられることが期待される（表6-5）。

また，医学栄養学研究の目的も再確認する必要がある。細胞内の分子レベルでの研究進展により分子メカニズムや情報伝達におけるクロストークが明らかになっても，効果的な疾病予防や罹患率減少にはつながっていない分野も少なくない。基礎研究から臨床応用へのトランスレーショナルリサーチの充実とともに，医学栄養学研究は，作用機序の解明が目的ではなく，健康増進や疾病予防が目的であり，問題解決型の研究課題が求められる。

2）ポジティブリストによる規制

法規制の方法のうち，ポジティブリストとは「原則としてすべて禁止とする

表6-5 サプリメント研究における patient-oriented outcome の重要性

patient-oriented outcome（患者指向の転帰・結果） 　QOL に影響する，推定を含まない試験結果 　死亡率，心筋梗塞発生の危険性，痛みの有無・重篤度など disease-oriented outcomes（疾患志向の転帰・結果） 　最終的に「patient-oriented outcome」に影響するのが意図された診療行為の効果をモニターするために，代理マーカーにより使用されるもの 　コレステロール濃度，血圧，骨密度など 　　　　　　患者本位の個別化医療である統合医療は 　　　患者指向型（臨床指向型）のアウトカムによって有効性を判断

が，認可するものだけを一覧表とする」ことにより規制を行う方法である。これに対して，「原則としてすべてを認可するが，禁止するものだけを一覧表とする」方式はネガティブリストと呼ばれる。

具体例として，食品中の残留農薬に関する規制があげられる。2003年改正の食品衛生法では，食品中の残留農薬に関する規制がネガティブリスト方式からポジティブリスト方式に移行された（2006年施行）。

サプリメントの一部についても，ポジティブリストの規制によって適正使用のための環境整備が可能である。

サプリメントのなかには，前述のように紅麹による脂質異常症の改善，グルコサミンやコンドロイチンによる変形性膝関節症の改善，ルテイン／ゼアキサンチンによる加齢黄斑変性症の予防，イチョウ葉による認知症の予防，セントジョーンズワートによる軽症から中等症のうつ病の改善，エキナセアによる普通感冒の予防や重症度軽減・罹病期間短縮，ノコギリヤシによる前立腺肥大症の症状軽減など，比較的多くの臨床試験によって有効性と安全性が示されている機能性成分が存在する（表6-6）。

かつてサプリメントは，医療用医薬品と比較するとエビデンスが十分とは言えないとされた時期があったが，近年，RCTによる安全性・有効性に関するエビデンスが集積されてきた。また，各国の伝統医療のなかで長期間にわたっ

表6-6 機能性成分による訴求

標的器官	訴求	サプリメント成分
中枢神経系	認知機能・循環改善 抗うつ・抗不安	イチョウ葉エキス，ホスファチジルセリン セントジョーンズワート，バレリアン
生体防御機構	免疫調節作用	エキナセア，キノコ類（アガリクスなど）
感覚器	視覚	ルテイン／ゼアキサンチン， アスタキサンチン，ビルベリー
運動器	関節	グルコサミン，コンドロイチン， MSM（メチルスルフォニルメタン）
脂質代謝	脂質異常症改善	紅麹，植物ステロール
内分泌代謝	血糖コントロール ホルモン様作用	ギムネマ，バナバ，コロハ，桑葉，にがうり 大豆イソフラボン，プエラリア・ミリフィカ
泌尿器系	前立腺疾患予防 尿路感染症予防	ノコギリヤシ（前立腺肥大症），リコピン（抗がん） クランベリー
抗酸化作用	酸化障害軽減	コエンザイムQ10，抗酸化ビタミン類， 各種ファイトケミカル類，αリポ酸
抗炎症作用		ピクノジェノール，オレユロペン

て利用されてきたハーブ・薬用植物に関しては，RCTによるデータが十分ではなくても，一定の評価をすべきである。

　一部の機能性食品成分をポジティブリストとして規制することで，サプリメントの研究開発や適正使用を促進できるであろう（表6-7）。

3）食薬区分による規制の見直し

　わが国におけるサプリメント開発では，食薬区分による規制が非常に大きい。サプリメント（いわゆる健康食品）の成分は"食"に分類されるが，漢方医学などの伝統医療では"食養生"の考え方があり，"医"と"食"の境界は明確ではない。同一の機能性成分であるにもかかわらず，規制する側の制度変更によって，医薬品になったり食品になったりという矛盾が繰り返されてきた。

　厚生労働省は2007年3月に，西洋ハーブのOTC（一般用医薬品）化に関する通知を出している。今後，西洋ハーブの成分がダイレクトOTC化されると考えられる。一方，医療用医薬品のOTC化（スイッチOTC）も推進されており，今後，健康食品，OTC，医療用医薬品の複数の区分で用いられる機能性成分

表6-7　ポジティブリストの候補

疾病/病態	機能性素材	相当する医薬品
うつ病	セントジョーンズワート	SSRIなど
脂質異常症	紅麹	スタチン剤
加齢黄斑変性症	ルテイン	—
前立腺肥大症	ノコギリヤシ	α-遮断薬など
膀胱炎の再発予防	クランベリー	(抗生物質)
認知症	イチョウ葉	—
高血圧症	コエンザイムQ10など	各種の降圧剤
変形性関節症	グルコサミン	消炎鎮痛剤

が増えてくると考えられる(なお,このような場合でも,効能・効果の言い換え,用法・用量などで規制されるため,同じ成分が同一の用量で異なる区分というケースは,理論上はまれである)。

ヨーロッパでは,2007年に「栄養および健康強調表示法」が施行され,EU内で統一されたヘルスクレーム制度が規定された。現在,欧州食品安全機関(European Food Safety Authority:EFSA)によりサプリメントの"一般機能"ヘルスクレームの評価が進められている。最終的には,欧州委員会からポジティブリストが公表されると考えられる。

4. おわりに

近年,サプリメント(いわゆる健康食品)・機能性食品素材の適正使用に関するエビデンスが収集・構築されてきた。しかし,医療従事者に関する啓発はまだ十分とは言えず,臨床現場における判断には混乱もみられる。著者は,「サプリメント・ガイド・ピラミッド」を用いた適正使用のためのガイドラインを示している(図6-3)。ポジティブリストの活用も選択肢のひとつである。

サプリメントの研究開発過程では,①安全性(忍容性),②有効性(効能効果),③経済性(費用対効果)の3点から適切な製品化が求められる。

今後,適正使用に関するエビデンスが提供され,適切な製品を選択し,至適

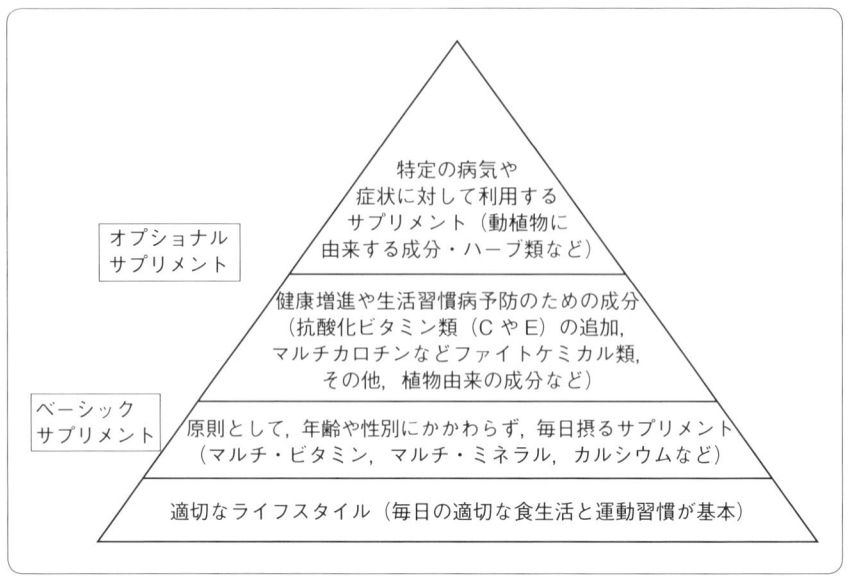

```
                    ┌─────────────────────┐
                    │ 特定の病気や         │
                    │ 症状に対して利用する │
  ┌─オプショナル─┐  │ サプリメント(動植物に│
  │ サプリメント │  │ 由来する成分・ハーブ類など)│
  └──────────────┘  ├─────────────────────┤
                    │健康増進や生活習慣病予防のための成分│
                    │(抗酸化ビタミン類(CやE)の追加,   │
                    │マルチカロチンなどファイトケミカル類,│
                    │その他,植物由来の成分など)       │
  ┌─ベーシック──┐  ├─────────────────────┤
  │ サプリメント │  │原則として,年齢や性別にかかわらず,毎日摂るサプリメント│
  └──────────────┘  │(マルチ・ビタミン,マルチ・ミネラル,カルシウムなど)│
                    ├─────────────────────┤
                    │適切なライフスタイル(毎日の適切な食生活と運動習慣が基本)│
                    └─────────────────────┘
```

図6-3 サプリメント・ガイド・ピラミッド
Seika Kamohara©2012

な用法・用量にて利用する場合,機能性食品・サプリメントは,健康増進や疾病予防といった予防医学のみならず,治療医学にも応用できるであろう。サプリメント・機能性食品素材は,統合医療の実践において重要な役割を果たすことが期待される。

文　献

1) 蒲原聖可:代替医療,中央公論新社,2002.
2) 蒲原聖可,渥美和彦:米国における補完・代替医療の現状.日本医師会雑誌,2004;132;1095-1099.
3) Atsumi K. and Kamohara S.: Bridging conventional medicine and complementary and alternative medicine. IEEE Eng Med Biol Mag, 2005;24;30-34.
4) Yamashita H., Tsukayama H. and Sugishita C.: Popularity of complementary and alternative medicine in Japan: a telephone survey. Complement Ther

Med, 2002；10：84-93.
5) 蒲原聖可：EBMサプリメント事典—科学的根拠に基づく適正使用指針，医学出版社，2008.
6) 蒲原聖可：サプリメントと医薬品の相互作用診療マニュアル，医学出版社，2006.
7) 蒲原聖可：医療従事者のためのEBMサプリメント事典，医学出版社，2006.
8) 蒲原聖可：必携サプリメント・健康食品handbook—科学的根拠から適正使用がわかる本，新興医学出版社，2009.
9) 蒲原聖可：サプリメント事典（第3版），平凡社，2010.
10) 厚生労働省医薬局食品保健部：保健機能食品等に係るアドバイザリースタッフの養成に関する基本的考え方について．食発第0221002号，2002年2月21日．
11) 厚生労働省医薬食品局食品安全部：「健康食品」の安全性確保に関する検討会報告書について．2008年7月4日．
12) 蒲原聖可：「統合医療」の現状と課題．日本医事新報，2006；4278；80-83.

● 索 引 ●

欧文索引

A

absorption ········ 59, 60
ADME ················ 61
AHCC················ 25

B

bioavailability ·········· 61

C

CAM ····· 36, 40, 41, 103
──科学的根拠········ 40
carnitine parmitoyltrans-
　ferase I ············· 80
Cochrane Collaboration
　·················· 26, 27
CPT I ················ 80
CYP ····· 56, 62, 69, 110
　──1 ················ 62
　──2 ················ 63
　──3 ················ 64
　──3A4 ······ 62, 64, 69

D

DHA ············ 19, 20
distribution ·········· 60

E

EPA ············· 19, 20
EULAR ············ 114
excretion ·········· 60, 61

F

first pass effect ········ 60

G

GAIT1 試験 ········ 112
GAIT2 ············ 113
GMP ·········· 55, 109
GRAS ············ 108

H

HEL ················ 81

M

Medline ············ 25
metabolism ·········· 60

N

N-(hexanoyl)lysin ······ 81
n-3 系脂肪酸 ········ 53
n-6 系脂肪酸 ········ 53
Natural Medicines
　Comprehensive Data-
　base ················ 30

O

Omics ············ 117

P

peroxisome proliferator-
　activated receptor-g
　coactivator-1α ········ 79
PGGC-1α ············ 79

S

silent information regula-
　tor 2 ················ 83
Sir2 ················ 83

T

TLR ················ 46
TNF-α ················ 82
tumor necrosis factor-α
　·················· 82
two hit theory ········ 76

W

Wilcoxon 検定 ········ 95

和文索引

あ

亜鉛 ……………… 20, 27
アガリクス ……………25
アデニル酸シクラーゼ…67
アドバイザリースタッフ制
　度………………… 100
アドレナリンβ1レセプ
　ター………………66
アドレナリンβ2レセプ
　ター………………66
アルカリイオン水による効
　用…………………98
アルカリイオン整水器検討
　委員会……………92
アルギニン……………54
アルミニウム…………68
アンギオテンシンⅠ
　………………… 66, 67
アンギオテンシンⅡ
　………………… 66, 67
アンギオテンシン変換酵素
　……………………66
安全性…………………33

い

イオンチャネル………65
医学中央雑誌…………25
医食同源……………8, 9, 41
一次機能……………… 7
イチョウ………………72
――葉…………… 121
――葉エキス………69
イノシトール…………69
医療費削減……………53
インスリン抵抗性………77
インスリンレセプター…66
インドール……………70
飲用アルカリ性電解水…91

う

ウコン ……………… 116
うつ病 ……………… 121
運動モデル……………78
運動療法………………84

え

エイコサペンタエン酸…53
栄養機能……………… 8
――食品……9, 12, 20, 42
液性免疫………………48
エキナセア ………… 121
エネルギー摂取制限……85
エネルギー療法…………36

お

オオバコ種皮…………71
おなかの調子…………16
オピオイドμレセプター
　……………………66
オミックス ………… 117
オリゴ糖 ………… 16, 17

か

x^2 検定 ………………95
科学的根拠……………89
核酸……………………54
獲得免疫………………47
カゼインドデカペプチド
　……………… 16, 19
カゼインホスホペプチド
　……………………19
過体重…………………82
かつお節オリゴペプチド
　……………… 16, 18, 72
活性酸素………………54
カバ……………………72
カリウムイオンチャネル
　……………………65
カルシウム
　………20, 28, 55, 68, 72
――イオンチャネル…65
――栄養……………94
カルニチン……………28
加齢黄斑変性症……29, 121
カロリー制限…………83
環状 AMP……………67
γ-アミノ酪酸…………18

き

規格基準型……………20
キシリトール…… 18, 19
キチン…………………25
キトサン…… 17, 25, 71
機能性食品………38, 42, 51
吸収……… 59, 60, 68, 69
許可基準型……………11
魚油……………………28

く

グアバ茶ポリフェノール
　……………… 19, 72

索引

クエン酸リンゴ酸カルシウム…………………………19
グリセミックインデックス………………………………85
クルクミン………110, 116
グルコサミン……110, 121
グルタミン………………28
グルメ嗜好………………3
グレープフルーツジュース…………………68, 71
グロビンタンパク分解物………………………19, 20
クロレラ…………………72

け

経口免疫寛容……………44
血圧…………………16, 17
科学的根拠の欠如例……90
血中中性脂肪…16, 19, 20
血中濃度…………………61
血糖値………………16, 19
ゲノミクス……………117
下薬………………………8
健康強調表示…………101
健康食品……………9, 55
健康増進法……9, 10, 13, 33
健康表示…………………42

こ

抗原提示細胞……………47
抗酸化サプリメント……56
抗酸化ビタミン……27, 29
酵素………62, 65, 67, 69, 70
高齢社会…………………3
国立健康・栄養研究所…………………………29
孤食………………………3
個別審査型………………20
個別評価型………………11
コレステロール……16, 19
コンドロイチン…110, 121

さ

サーデンペプチド…16, 72
細菌叢……………………49
サイクリック AMP……67
細胞性免疫………………48
サイリウム種皮…………71
──由来食物繊維 16. 17
サプリメント……………55
──・ガイド・ピラミッド………………………123
──科学的根拠……24
──産業…………1, 3, 6
──データベース……29
──利用状況…………4
酸化ストレス……………76
三次機能……………7, 15

し

ジアシルグリセロール…………………………19, 20
脂質過酸化………………77
自然治癒力………………37
自然免疫…………………45
脂肪肝……………………3
脂肪酸合成酵素…………78
手技療法…………………36
樹状細胞……………47, 48
術後感染症………………52

ショウガ…………………27
条件付き特定保健用食品………………………19, 20
生薬………………………10
上薬………………………8
初回通過効果……………60
食育………………………5
食事制限…………………84
食の一次機能……………7
食の三次機能…………7, 41
食の二次機能……………7
食品衛生法………………9
食品機能論………………41
食品の機能………………7
植物ステロール…………16
食物繊維……………16, 17, 27, 29, 50, 51, 53, 68
食薬区分………………122
触覚………………………8
神経管形成不全…………29
人工膝関節置換術……114
心身医療………………36
身体活動度…………78, 82
身体技法…………………36

す

水溶性繊維………………54
スタチン不耐症…105, 106

せ

ゼアキサンチン………121
生活習慣病…………5, 35
生体調節機能……………8
生体利用率………………61
生物学的半減期…………61

生物学的療法……………36
生物・薬剤学的相互作用
　………………………68
セイヨウオトギリ草……69
繊維質……………………71
全人的医療………………37
セントジョーンズワート
　…………………69, 71, 121
前立腺肥大症………… 121

そ

相互作用………59, 68, 71

た

ダイエットサプリメント
　………………………… 5
体系的評価………………26
第三者認証制度……… 100
体脂肪………… 16, 19, 20
代謝………… 60, 61, 69, 70
大豆イソフラボン… 18, 19
大腸がん…………… 50, 82
体調調節作用……………15
体内動態…………………59
タンジン…………………72
タンニン……………68, 71
タンパク質結合率………60

ち

地中海食…………………85
チトクローム P-450
　……………… 56, 62, 110
茶カテキン………17, 19, 20
茶ポリフェノール… 18, 19
中鎖脂肪酸…………19, 20

中性脂肪…………………78
中薬……………………… 8
聴覚……………………… 8
腸管粘膜免疫……………52
超高齢社会………………35
長鎖ポリ不飽和脂肪酸…28
長寿遺伝子………………83
チョウセンニンジン……72
腸内細菌……… 49～52, 77
腸内フローラ……… 49, 50
チラミン…………………70

て

適正製造規範………… 109
鉄………… 20, 21, 27, 73
デヒドロエピアンドロステ
ロン……………………28

と

銅………………20, 21, 55
トウキ……………………72
統合医療………… 36, 120
豆鼓エキス………………19
動物安全性試験…………94
独自の理論体系を持つ医療
　………………………36
特定保健用食品
　………9, 11, 13, 42, 101
――表示………………12
特別用途食品…………9, 10
ドコサヘキサエン酸……53
杜仲茶配糖体……………17
ドパミン D_2 レセプター
　………………………66
トランスポーター

　………………59, 65, 69
トランスレーショナルリ
サーチ……………… 117
トロンボキサン A_2 ……53

な

ナイアシン………… 20, 22
納豆………………………72
ナトリウムイオンチャネル
　………………………65
難消化性デキストリン
　…………………16, 17, 19

に

ニコチン Nm レセプター
　………………………66
二次機能………………… 7
二重盲検群間比較法……95
日本食……………………85
乳塩基性タンパク質
　………………… 18, 19
乳酸菌………………50, 51
――類………………16, 17
認知症………………… 121
ニンニク…………………72

ね

粘膜免疫機構……………44

の

ノコギリヤシ… 26, 27, 121

は

ハーブ……………………10
――医薬品………… 27, 28

は

バイオマーカー……………86
排泄…………………60, 61
バクテリアルトランスロ
　ケーション……………52
パラチノース………18, 19
バレリアン…………………72
パントテン酸………20, 22

ひ

非アルコール性脂肪肝炎
　………………………75
非アルコール性脂肪肝疾患
　………………………75
ビオチン……………20, 22
比較臨床試験………………95
ヒスタミン H_1 レセプター
　………………………66
ヒスタミン H_2 レセプター
　………………………66
ビタミン……………13, 20
　——A ……20, 23, 28, 72
　——B_1 …………20, 23, 29
　——B_2 …………20, 23
　——B_6 …………20, 23, 72
　——B_{12} …………20, 23
　——C ………20, 24, 72
　——D ………20, 24, 28
　——E ……20, 24, 72, 77
　——K ………………71, 72
ヒペリン……………………72
肥満…………………3, 5, 82
ピリドキシン…………2, 71
微量元素……………………54
ビンロウジ…………………72

ふ

物性試験……………………93
物理・化学的相互作用…68
不溶性繊維…………………54
フラクトオリゴ糖…18, 19
フラノクマリン誘導体…69
フラボノイド類……………69
プレバイオティクス
　………………………16, 51
プロテオーム…………118
プロテオミクス………117
プロドラッグ………………60
プロバイオティクス
　………………………16, 51
プロポリス…………………25
分布…………………60, 70

へ

β-シトステロール… 27, 29
紅麹…………105, 106, 121
変形性膝関節症…111, 121
ベンゾジアゼピンレセプ
　ター……………………66

ほ

防風通聖散………………118
補完代替医療… 4, 36, 103
保健機能食品………………42
保健用途……………12, 15
ポジティブリスト……120
骨の健康……………………16
ポリデキストロース……16
ポリフェノール……84, 86
翻訳後修飾…………………81

ま

マイクロRNA ……………80
マグネシウム
　………………20, 22, 27, 68
マリアアザミ……………72
マルチトール………18, 19
マルチビタミン……27, 29

み

味覚……………………………8
ミトコンドリア……………80
ミネラル……………13, 19
　——補充……………27, 29

む

ムコ多糖類………………110
虫歯…………………16, 18
ムスカリン M_3 レセプター
　………………………66

め

メシマコブ…………………25
メタボリックシンドローム
　………3, 51, 75, 84, 85
メタボロミクス………117
免疫栄養……………………52

も

モノアミン酸化酵素……70

や

薬事法………………9, 13, 33
薬物代謝酵素………………62
薬物動態……………………59

薬物トランスポーター…69

ゆ

有機アニオントランスポーター……………………69
誘導型一酸化窒素合成酵素……………………82
遊離脂肪酸………………79

よ

葉酸………20, 24, 27, 29, 72
予備臨床試験……………94
予防医学…………………35

ら・り・る

ラクトトリペプチド……72

リガンド…………………65
ルテイン………………121

れ・ろ

霊芝………………………25
レスベラトロール…56, 84
レセプター………………65
ロイコトリエン…………53

〔編著者紹介〕

今西　二郎（いまにし　じろう），序章，第1章，第3章
　　京都府立医科大学名誉教授，明治国際医療大学附属統合医療センター

〔著者紹介〕（五十音順）

伊藤　壽記（いとう　としのり），第2章
　　大阪大学大学院医学系研究科

糸川　嘉則（いとかわ　よしのり），第5章
　　京都大学名誉教授，仁愛大学学長

蒲原　聖可（かもはら　せいか），第6章
　　健康科学大学健康科学部，DHC 研究顧問

内藤　裕二（ないとう　ゆうじ），第4章
　　京都府立医科大学大学院医学研究科

人と食と自然シリーズ　2
サプリメントを考える

2012年（平成24年）7月20日　初版発行

監　修　　京 都 健 康
　　　　　フ ォ ー ラ ム

発 行 者　　筑 紫 恒 男

発 行 所　　株式会社 建 帛 社
　　　　　　　　　 KENPAKUSHA

112-0011 東京都文京区千石4丁目2番15号
　　　TEL（03）3944-2611
　　　FAX（03）3946-4377
　　　http://www.kenpakusha.co.jp/

ISBN 978-4-7679-6164-4　C3047　　　　　壮光舎印刷/愛千製本所
©京都健康フォーラム，2012　　　　　　　　Printed in Japan
（定価はカバーに表示してあります）

本書の複製権・翻訳権・上映権・公衆送信権等は株式会社建帛社が保有します。
JCOPY〈(社)出版者著作権管理機構　委託出版物〉
本書の無断複写は著作権法上での例外を除き禁じられています。複写される
場合は，そのつど事前に，(社)出版者著作権管理機構（TEL 03-3513-6969，
FAX 03-3513-6979，e-mail：info@jcopy.or.jp）の許諾を得て下さい。